影像解剖与临床应用

沈 娟◎著

吉林大学出版社

·长 春·

图书在版编目(CIP)数据

影像解剖与临床应用/沈娟著. —长春：吉林大学出版社，2020.7
ISBN 978-7-5692-7242-0

Ⅰ.①影… Ⅱ.①沈… Ⅲ.①影象－人体解剖学②影象诊断 Ⅳ.①R813②R445

中国版本图书馆 CIP 数据核字(2020)第 193889 号

书　　名	影像解剖与临床应用 YINGXIANG JIEPOU YU LINCHUANG YINGYONG
作　　者	沈　娟　著
策划编辑	殷丽爽
责任编辑	曲　楠
责任校对	张宏亮
装帧设计	王　斌
出版发行	吉林大学出版社
社　　址	长春市人民大街 4059 号
邮政编码	130021
发行电话	0431-89580028/29/21
网　　址	http://www.jlup.com.cn
电子邮箱	jdcbs@jlu.edu.cn
印　　刷	吉林省创美堂印刷有限公司
开　　本	787mm×1092mm　1/16
印　　张	12.75
字　　数	220 千字
版　　次	2021 年 1 月　第 1 版
印　　次	2021 年 1 月　第 1 次
书　　号	ISBN 978-7-5692-7242-0
定　　价	58.00 元

版权所有　翻印必究

前　言

随着各种医学影像技术的发展，影像诊断对解剖学不断提出新的要求。解剖学既要服务于普通 X 射线成像的需要，又要服务于以断面图像为主的影像技术的需要，还要服务于以上述技术为辅助的介入治疗的需要。因此，能集成与医学影像技术有关的应用解剖学知识，也包括从影像解剖的角度来阐述人体结构，构建一套能满足现代影像技术需要的解剖学知识体系十分必要。《影像解剖与临床应用》就是以此为目的而编写的。

医学影像应用解剖学是以系统解剖学和局部解剖学为基础的，主要为医学影像专业在影像诊断等后续课程的学习中提供专门的解剖知识和学习方法，同时也为影像诊断分析提供解剖学依据和方法。因此，良好的局部解剖学知识的积淀，对于学习、研究人体影像解剖学至关重要。

本书共有五章，第一章是对影像解剖学的整体介绍，主要包括影像解剖学定义、影像解剖学基本原理和影像解剖学成像常用技术等内容。第二章到第五章以人体部位为基准，共分为头部、颈部、胸部、腹部，每章都从相关部位的基础解剖知识讲起，然后分别对其 X 射线解剖、血管及影像解剖、断面解剖和临床应用等内容进行了说明，并在相关文字后面搭配了图片，方便读者阅读并理解这些知识。

本书在成书过程中翻阅了大量的相关文献和资料，并做了相关参考，在此一一感谢。同时，也要感谢在成书过程中提供过帮助的专业老师、医师等，是你们的帮助促成了此书的出版。虽然在成书过程中作者进行了反复校改，限于作者水平，书中难免有错漏之处，欢迎批评指正。

作 者

2020 年 4 月

目 录

第一章 影像解剖学概述 …………………………………………… 1

 第一节 影像解剖学定义 ………………………………………… 1

 第二节 影像解剖学的基本原理与特点 ………………………… 2

 第三节 医学影像成像常用技术方法 …………………………… 7

 第四节 影像解剖学常用术语 …………………………………… 11

第二章 头部影像解剖与临床应用 ………………………………… 14

 第一节 头部概述 ………………………………………………… 14

 第二节 颅骨 X 射线解剖 ………………………………………… 17

 第三节 脑血管解剖及影像 ……………………………………… 30

 第四节 轴位、矢状和冠状断层解剖分析 ……………………… 45

 第五节 头部影像临床应用与分析 ……………………………… 63

第三章 颈部影像解剖与临床应用 ………………………………… 68

 第一节 颈部概述 ………………………………………………… 68

 第二节 颈部 X 射线解剖 ………………………………………… 91

 第三节 颈部血管及造影解剖 …………………………………… 92

 第四节 轴位、矢状和冠状断层影像解剖 ……………………… 95

 第五节 颈部影像临床应用与分析 ……………………………… 103

第四章 胸部影像解剖与临床应用 ………………………………… 105

 第一节 胸部概述 ………………………………………………… 105

1

第二节　胸部 X 射线解剖 …………………………………… 106

第三节　胸部血管及影像解剖 ………………………………… 116

第四节　胸部的断面影像解剖 ………………………………… 127

第五节　胸部影像临床应用与分析 …………………………… 147

第五章　腹部影像解剖与临床应用 ………………………………… 151

第一节　腹部概述 ……………………………………………… 151

第二节　腹部主要脏器 X 射线解剖 …………………………… 153

第三节　腹部血管造影解剖 …………………………………… 163

第四节　轴位、矢状和冠状断层解剖分析 …………………… 172

第五节　腹部影像临床应用与分析 …………………………… 190

参考文献 ………………………………………………………………… 193

第一章　影像解剖学概述

影像解剖学是应用影像学技术和人体影像资料，研究人体结构及成像规律的科学，是解剖学和影像医学的交叉学科。医学影像应用解剖学属于应用解剖学范畴，其任务是根据现代医学影像学的需要，进行解剖学研究和解剖学知识的阐述。本章将对影像解剖学的相关知识进行说明，主要内容包括影像解剖学定义、影像解剖学基本原理和影像解剖学成像常用技术等。

第一节　影像解剖学定义

与医学影像有关的解剖学还有：局部解剖学、断层（面）解剖学、影像解剖学及 X 射线解剖学。这些均只是从某个侧面为医学影像技术提供解剖学知识，服务于医学影像成像和诊治的需要。

一、局部解剖学

按部位研究和描述人体解剖的层次、结构、形态特征、毗邻关系和临床意义的科学，它是手术学的基础，也是临床各学科的基础。

二、断层（面）解剖学

阐述人体或某个器官不同方位切面的形态、位置、结构、结构分布特征及其变化规律。它是以断层影像为主的影像诊断。

三、影像解剖学

借助各种影像技术研究人体结构和成像规律，或者说是研究人体结构在各种影像图像中的表现及规律。它不同于肉眼解剖，但它是肉眼解剖很好的活体再现。X射线解剖学就属于影像解剖学的一种。

四、X射线解剖学

借助经典的X射线成像技术，研究人体在X射线下的影像解剖特点和规律，直接服务于X射线诊断需要。因为CT成像与X射线成像原理相似，因此，CT影像解剖也归纳到X射线解剖范畴。

第二节 影像解剖学的基本原理与特点

一、X射线成像

（一）基本原理

X射线成像是基于X射线的三个重要特性，即穿透性、荧光作用和感光作用。

X射线可穿透人体，激发荧光物质发光，也可使胶片感光而形成影像。人体组织或器官对X射线的吸收衰减效应与其密度和厚度有关：组织或器官的密度高，其衰减作用大，到达胶片或荧屏的剩余X射线量少，胶片上被还原的银颗粒少，所以胶片呈白色，而荧屏上被激发的荧光物质少，荧屏暗淡；反之，组织或器官的密度低，其衰减作用小，到达胶片或荧屏的剩余X射线量多，被还原的银颗粒或被激发的荧光物质多，所以胶片呈黑色，荧屏明亮。

在密度相同的情况下，组织或器官的厚度厚者，射线穿透路径长，衰减多，剩余的X射线量少，胶片呈白色、荧屏暗淡；反之，组织或器官的厚度薄者，剩余 X 射线量多，胶片呈黑色、荧屏明亮。因此，当人体不同组织或器官对 X 射线的衰减能力存在一定差异时，经过载体（胶片或荧屏等）显像的过程就能得到黑白对比、层次差异的图像。

（二）特点

X 射线图像属灰阶图像，黑白色调反映该区域对 X 射线的吸收衰减能力，是该区域组织器官的密度和厚度的综合作用结果。X 射线图像上，根据组织或器官的亮度（灰度），分为三类。①高密度影像：X 射线片上显示为亮白色，多为高密度组织（如骨皮质或钙化等）造成；②中等密度影像：显示为灰白色，主要见于中等密度组织或器官（如皮肤、肌肉、脑、肝、胰、脾、肾或体液等）；③低密度影像：显示为灰黑色或深黑色，主要见于脂肪及气体等。需要注意的是，当高、低密度物质前后重叠时，依各自厚度的权重，可表现为稍高至稍低密度影像。

X 射线成像的缺点是沿射线穿透方向上的组织结构影像相互重叠，一些微小结构或细节有时不易观察。此外，X 射线图像的密度分辨率相对不高，人体许多组织或器官因密度接近、缺乏对比而难以区分，如内脏、肌肉和体液等，需用人工方法提高对比（造影检查）或者借助其他影像方法加以显示和识别。

二、CT

（一）基本原理

CT 是计算机与 X 射线成像技术相结合的产物。成像的基本原理是：以一束很窄的 X 射线围绕人体某一部位（层面）进行 360°连续扫描，并由同步旋转的探测器接收透过该层面的剩余 X 射线，经光电转换形成电信号，再经模/数转换后，可获得各个扫描方向上不同组织结构对 X 射线吸收的总量；然后经计算机算出该层面上每一个体素内的衰减系数，并排列成矩阵；最后经数/模转换，根据各体素衰减系数的大小赋予不同的灰度，形成由黑至白不同灰度的小方块，并按照原有的矩阵次序排列，就形成了 CT 图像。在此灰度模拟的过程中，衰减系数大（剩余射线少）的体素被模拟成白色小方块，而衰减系数小（剩余射线多）的体素被模拟成黑色小方块，衰减系数中等的体素再按系数的大小被模拟成灰白色或灰黑色小方块。

(二) 特点

与X射线成像相比，CT也是采用X射线进行成像，成像原理同样是基于组织或器官对X射线的衰减能力的差异性，但是CT的密度分辨率是X射线成像的10~20倍，此外，还可借助CT值定量比较研究组织对X射线的衰减能力。CT图像为断面图像，组织结构无重叠。同时，CT亦可借助造影检查（增强扫描），进一步提供密度接近的组织或结构的对比。因此，CT对正常组织及细微结构、小病灶的显示能力显著高于X射线检查。此外，CT的图像后处理功能非常强大，这也是X射线成像无法比拟的。

与X射线图像类似，在CT图像上也根据组织或器官的黑白色阶，将其分为高密度、中等密度和低密度三类影像。与X射线图像不同的是，由于CT图像上组织结构无重叠，因此图像的密度（黑白色阶）与组织的密度直接关联，而与组织的厚度无关。

CT的主要缺点是：电离辐射剂量高于X射线检查；有碘过敏的受检者不能进行CT增强检查。

三、MRI

(一) 基本原理

MRI是利用人体组织内某些特定的原子核（主要为氢原子核）在磁场内受到一种特定射频脉冲激励时产生磁共振现象，并发出电信号，接收后经计算机处理而得到的图像。

在特定频率的射频脉冲激励下，氢原子核吸收并传递能量而发生能级跃迁，同时其相位也发生变化。当射频脉冲停止后，氢原子核的能级和相位均恢复到激发前状态，此过程称为弛豫，所需时间称为弛豫时间。弛豫时间分为T_1弛豫时间和T_2弛豫时间。前者与能量释放有关，后者与相位变化有关。

人体正常及病理组织的T_1和T_2时间是相对恒定的，不同组织或器官之间由于化学结构、氢质子的含量以及氢质子周围化学环境的不同，因而T_1和T_2时间存在差异性，这正是MRI的成像基础。与CT不同，MRI有T_1、T_2和质子密度等多个参数可供组织间比较和鉴别。可选择合适的成像序列和成像条件（设备参数、如重复时间 TR 和回波时间 TE 等），最大程度地显示组织间弛豫时间的差异性。

（二）特点

MRI 图像也是灰阶图像，根据图像的黑白色调可分为高信号（白色）、中等信号（灰色）、低信号（黑色），反映该区域内氢质子弛豫时间（T_1、T_2）长短和氢质子含量多少。

主要反映组织 T_1 时间差异的图像称为 T_1 加权像（T_1 weighted image，T_1WI）。T_1 时间短的组织或结构（如脂肪），在 T_1WI 上呈白色，称 T_1 为高信号（亦称短 T_1 信号）。而 T_1 时间长的组织或结构（如脑脊液），在 T_1WI 上呈黑色，称 T_1 为低信号（亦称长 T_1 信号）。主要反映组织 T_2 时间差异的图像称为 T_2 加权像（T_2 weighted image，T_2WI）。T_2 时间短的组织或结构（如黑色素、急性期血肿），在 T_2WI 上呈黑色，称 T_2 为低信号（亦称短 T_2 信号）。而 T_2 时间长者（如脑脊液），在 T_2WI 上呈白色，称 T_2 为高信号（亦称长 T_2 信号）。反映组织内质子密度差异的图像称为质子密度加权像（proton density weighted image，PdWI）。质子密度高的组织或结构，在 PdWI 上呈高信号（白色）；质子密度低者，在 PdWI 上呈低信号（灰黑色）。

与 CT 相比，MRI 突出的优势是优良的软组织分辨率，可任意方位直接成像，可用多种序列、多参数观察比较组织间弛豫时间的差异，无线束硬化性伪影，无电离辐射。另外，血管内快速流动的血液，在 MR 成像的过程中虽然受到射频脉冲激励并产生信号，但在终止射频脉冲后采集 MR 信号时受激励的血液已经流出成像层面，因此该部分血液的信号接收不到，而呈无信号黑影，此现象称为流空现象。可利用此现象，不使用对比剂也能清晰地显示血管，获得高质量的血管造影图像，此为 MRI 的一个重要特点。

MRI 的主要缺点是对骨细微结构的改变以及钙化等显示不如 CT 和 X 射线成像。另外，某些人群不能或不适合进行 MRI 检查。比如，装有心脏起搏器者、早孕者、体内有铁磁性物质植入者以及幽闭恐惧症者等。

四、超声成像

（一）基本原理

超声成像主要是以在介质中超声波传播的几个重要物理特性的基本原理与过程为依据，比如声阻抗特性、声衰减特性和多普勒特性等。对超声来说，人体结构是一个十分复杂的介质，各种器官或组织都有自己独有的声阻抗和衰减特性，超声成像的基础正是它们的声阻抗和声衰减之间差异性。当超声波射入人体内，由表及里经过不同器官或组织，声阻抗和声衰减的差异在回声的强弱上作出反应，荧屏上会显示出以接收到的回声强弱为依据依次形成的明暗不同的光点，通过不同的扫查方式，人体的断面图像就显示出来了。

（二）特点

超声图像属灰阶图像，灰度深浅反映回声的有无和强弱。无回声者（如体液）呈均匀黑色影像，强回声者呈亮白影像，中等回声者呈灰色影像。均匀实质性结构为均匀低回声或等回声，非均质性结构为混合性回声。超声成像属实时成像，可观察活动器官的运动情况。

二维灰阶断面图像上叠加二维彩色血流图的彩色多普勒血流成像，可直观显示血流的方向、速度及血流性质，多普勒频谱曲线可检测有关血流动力学参数以及反映器官组织的血流灌注。

超声图像容易受气体和皮下脂肪的干扰，影响图像质量。此外，超声图像显示的范围较局限，不像 X 射线、CT 和 MRI 图像那样能够同时显示多器官或结构的整体关系。

第三节　医学影像成像常用技术方法

一、X 射线成像

（一）传统 X 射线检查技术

1. 透视

采用影像增强电视系统，简便易行，是最适用于人体天然对比中比较良好的部位。可转动受检者体位进行多方位观察，亦可了解器官的动态变化。缺点是影像对比度和清晰度较差，不能留下客观记录。

2. 普通 X 射线摄影

应用最广，所得照片称为平片。图像对比度及清晰度均较好，资料可长久保存。缺点是不能观察器官运动功能。

3. 造影检查

对于缺乏天然对比的结构或器官，可将密度高于或低于该结构或器官的物质引入器官内或者其周围间隙内，使之产生对比而显影。引入的物质称为对比剂或造影剂，高密度的对比剂主要有钡剂和碘剂，低密度的对比剂为二氧化碳、氧气等气体。

（二）数字 X 射线成像技术

1. 计算机 X 射线摄影

计算机 X 射线摄影（computed radiography，CR）是传统 X 射线平片数字化比较成熟的技术，它不以 X 射线胶片作为记录和显示信息的载体，而是使用可记录并由激光读出 X 射线影像信息的成像板作为载体，经 X 射线投照即信息读出处理，形成数字式平片影像。CR 实现了常规 X 射线摄影信息的数字化，能够提高图像的分辨与显示能力，增加显示信息的层次，降低 X 射线摄影的辐射剂量。

2. 数字 X 射线摄影

数字 X 射线摄影（digital radiography，DR）是利用平板探测器（flat panel detectors，FPD）作为透过人体 X 射线信息的载体，经过模/数转换和计算机处理后所获得的数字化图像。DR 图像具有较高分辨率，图像锐利度好，细节显示清楚，辐射剂量小。与 CR 一样，其 X 射线摄影信息可实现数字化存储、再现与传输。

3. 数字减影血管造影

数字减影血管造影（digital subtraction angiography，DSA）的原理及过程是，经皮经导管向血管内灌注水溶性碘对比剂，连续摄取对比剂到达目标血管之前、到达之后直至被廓清这段时间内的动态影像，将这些图像像素化、数字化，与同部位的不含对比剂图像的数字矩阵用计算机进行数字减影处理，再经过数/模转换器转换成图像。在两张相减的图像中，骨骼以及软组织的数字信息相同，故减影时互相抵消，仅保留血管影像。DSA 图像消除了骨骼影像和软组织影像，使血管显影较常规血管造影更清晰。

二、CT

（一）扫描技术

1. 平扫检查

平扫（plain scan）指不使用对比剂的扫描，多为横断面扫描，扫描层厚采用 5 mm 或 8 mm。显示微小组织结构与器官如肺小叶间隔、内耳及听小骨等时，需进行高分辨力扫描或容积扫描后图像重建，层厚可薄至 0.5～1 mm。CT 平扫图像一般都能够用以观察器官或结构的解剖形态。

2. 对比增强检查

为了更清晰显示血管与周围脏器或结构的境界、器官或结构内病变等，常在 CT 平扫后进行对比增强（contrast enhancement，CE）扫描，即经静脉（常为肘静脉）注射碘对比剂后再行 CT 扫描的方法。利用血管、器官和病变之间的碘浓度的差异，形成密度差，达到清晰显示的目的。还通过调整增强扫描的参数和模式，实施 CT 血管成像（CT angiography，CTA）和 CT 灌注成像（CT perfusion imaging，CTP）等。

(二) 图像后处理

1. CT 多平面重组

CT 多平面重组 (multiple planar reconstruction, MPR) 是指在任意平面对容积数据进行多个平面分层重组，能得到矢状、冠状、斜面及曲面等任意平面图像，这是 CT 扫描不能直接获得的。此技术有助于观察组织结构的细节以及与周围组织的毗邻关系。

2. CT 三维图像重建

三维 CT (three dimensional CT, 3D CT) 是将螺旋 CT 扫描的容积数据在图像后处理工作站利用分析软件得到三维图像，该图像立体感强，并可以任意角度旋转，非常利于从不同角度观察组织结构。

3. CT 血管造影

CT 血管造影 (CT angiography, CTA) 亦称 CT 血管成像，是指经静脉注射对比剂后，在靶血管内对比剂浓度达到高峰时进行螺旋 CT 容积扫描，然后在工作站对数据处理，得到靶血管的立体影像，图像质量甚至可以与 DSA 媲美。其优点是微创、方便、快速，并可多角度观察。

三、MRI

(一) 脉冲序列

MR 成像中常用的脉冲序列有自旋回波 (spin echo, SE) 序列以及梯度回波 (gradient echo, GRE) 序列、反转恢复 (inversion recovery, IR) 序列等。其中以 SE 序列最为常用，通过调节成像参数（主要为重复时间 TR 和回波时间 TE 的长短）可分别获得反映组织 T_1、T_2 及质子密度特性的 MR T_1 加权像 (T_1WI)、T_2 加权像 (T_2WI) 和质子密度加权图像。SE 序列的主要优点是图像质量高、用途广；缺点是扫描时间相对较长。其他脉冲序列各有特点，可根据检查部位和目的有选择地应用。

(二) 脂肪抑制技术

脂肪组织呈短 T_1 高信号，但是亚急性期血肿、富含蛋白质的液体以及其他顺磁性物质亦在 T_1WI 上呈高信号，采用特殊的脉冲序列可选择性地把脂肪成分形成的高信号抑制掉，使其在 T_1WI 呈低信号，而非脂肪成分的高信号不被抑制。脂肪抑制的用途有两个：一是鉴别 T_1 呈高信号的区域是否为脂肪组织或含有脂肪成分；二是压低脂肪背景信号，利于其他结构或成分的显示和观察。

（三）MR 血管成像

MR 血管成像（magnetic resonance angiography，MRA）是使血管成像的 MRI 技术，一般无须或者仅向血管内注射少量对比剂（常用 Gd-DTPA）即可使血管显影，属于安全无创的检查。常用 MRA 技术有时间飞跃（time of night，TOF）和相位对比（phase contrast，PC）方法。MRA 多用于较大血管的显示，尚不能完全替代 DSA。

（四）MR 水成像

与常规 T_2 加权成像不同，MR 水成像是采用长 TE 获得的重度 T_2 加权像，从而使体内静态或流动缓慢的液体呈现高信号，而实质性器官或快速流动的液体呈现低信号，通过图像重建获得类似对含水器官进行直接造影的图像。该技术常用于胰胆管成像、尿路成像和椎管造影等，具有安全无创、无须对比剂、不受器官排泄功能影响、成功率高和多方位显示等诸多优点。

四、超声成像

（一）常规超声

超声检查的种类较多。依据超声设备类型，检查可分为 B 超、M 超和彩超等。常用扫查面有矢状面、横切面、冠状面和任意角度的斜向扫查。扫查过程中探头的手法主要有顺序连续平行断面法、立体扇形断面法、十字交叉法和对比加压扫查法等。

以往超声检查均经皮肤进行扫查，近来腔内超声（如经食管超声、胃镜超声、经阴道超声、经直肠超声和血管内超声等）有了较快发展，应用日趋广泛。

（二）超声造影

超声造影剂作为一种血池示踪剂，它的发展已经克服了二维灰阶超声、彩色多普勒血流成像（color Doppler flow imaging，CDFI）和彩色多普勒能量图（color Doppler energy，CDE）的局限性，并且能够显示实质组织的微血管结构。依靠造影剂和各种超声扫查模式，在间歇或连续的声波扫查时，可以动态显示随时间病变增强变化的类型。在随之产生的血管相中对各种增强类型进行描述（例如在肝脏病变中的动脉相、门脉相和延迟相），这些时相和 CT 增强或增强磁共振成像的时相类似。

（三）三维成像

三维超声在保留二维超声成像所有信息的同时，将连续采集的二维图像和（或）CDFI 及 CDE，经过计算机重建，在仪器的屏幕上，显示靶器官的立体形态和（或）血管树。可以提供形象直观的三维立体图像，显示感兴趣区的立体形态、内部结构、表面特征及空间位置关系等，可单独提取和（或）显示感兴趣区结构，精确测量容积或体积。

第四节　影像解剖学常用术语

一、密度

人体组织或器官的密度高低直接与其对 X 射线吸收能力大小相关，表现在图像上为亮度的差异。临床工作中常将 X 射线或 CT 图像上呈现亮白色的区域描述为高密度影，主要见于骨骼、钙化灶等；图像上呈现黑色区域描述为低密度影（X 射线上俗称透亮影），如气体、脂肪等；而图像上呈灰色区域称为中等密度影，多见于皮肤软组织、肌肉及内脏器官等。

需要注意的是，X 射线图像上的影像明暗差异除了与组织的密度直接关联外，还与组织或器官的厚度密切相关。这就造成了中等密度的组织甚至较低密度组织由于厚度较厚，对 X 射线衰减增加，最终形成了与高密度组织接近的白色影像。例如，胸腔积液时胸水为中等偏低密度，理应在 X 射线片上呈灰色影像，但是由于厚度的因素，胸腔积液往往呈高密度亮白影。CT 不存在影像前后重叠，故影像的明暗直接反映了组织器官的密度，与厚度无关。无论胸腔积液多少，均呈水样或中低密度（图 1-4-1）。依同理，心肌和血液均属于中等密度的组织，由于心脏其厚度足够厚，造成了其在 X 射线图像上亮度接近骨骼，表现为高密度影像，呈亮白色。

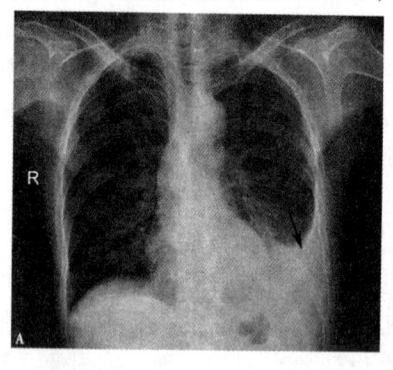

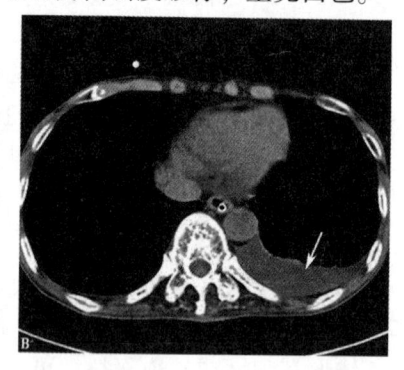

图 1-4-1　胸腔积液的密度特点

左侧胸腔积液，在 X 射线片上呈外高内低的弧形高密度影（图 1-4-1A，黑色箭头），而在 CT 横断面纵隔窗图像上则表现为水样低密度影，CT 值为 8 HU（图 1-4-1B，白色箭头）

二、信号

在磁共振成像过程中，回波电脉冲信号的强弱反映组织或器官的弛豫特性。无论是 T_1WI 还是 T_2WI，抑或其他序列图像，回波信号强者，图像上呈现亮白色；回波信号中等者，在图像上呈现灰色影像；而回波信号弱或无信号者，图像上呈现黑色区域。

与 CT 不同，一种组织或器官在磁共振不同序列上可表现为不同信号。如水在 MRI T_1WI 上呈低信号，而在 T_2WI 上呈高信号；脂肪组织在 MRI T_1WI 上呈高信号，在 T_2WI 上呈中等信号，而在脂肪抑制序列像上表现为低信号。而不含氢质子或者含量极少者（如骨皮质、空气），在 MRI T_1WI、T_2WI 及 PdWI 上均呈极低信号（纯黑色）。几种正常组织在 T_1WI 和 T_2WI 上的信号强度和影像亮度见表 1-4-1。

表 1-4-1　几种正常组织在 T_1W_1 和 T_2W_1 上的信号强度和影像亮度

		脑白质	脑灰质	肌肉	脑脊液	脂肪	骨皮质	骨髓质	软骨	韧带
T_1WI	信号	较高	中等	中等	低	高	低	高	中等	低
	亮度	白灰	灰	灰	黑	白	黑	白	灰	黑
T_2WI	信号	中等	较高	中等	高	较高	低	中等	中等	低
	亮度	灰	白灰	灰	白	白灰	黑	灰	灰	黑

三、回声

超声图像是由许多像素构成的，像素的亮、暗反映了回声的强弱。通常把人体组织反射回声强度分为五级，即强回声、高回声、中等回声、低回声和无回声。

（一）强回声

反射系数>50%以上，超声图像上形成非常明亮的点状或团块状影像，后方常伴声影。如骨骼、钙化、气体以及含气组织器官（肺）等。

（二）高回声

反射系数>20%左右，灰度较明亮，与强回声的区别在于其后方不伴声影。如血管壁、脏器包膜、肌腱、瓣膜、肾窦和纤维组织等。

（三）中等回声

灰度呈中等。如正常的肝、脾、胰腺实质等。

（四）低回声

又称弱回声，为暗淡的点状或团块状的回声。如脂肪组织、肾皮质等。

（五）无回声

均匀的液体内无声阻抗差异的界面，即呈无回声区，呈黑色影像。如胆囊内的胆汁、膀胱内的尿液等。

第二章　头部影像解剖与临床应用

本章将对头部影像解剖及相关临床应用进行解读，主要内容包括头部境界与分区，以及头部重要体表标志的介绍、颅骨 X 射线解剖、脑部血管解剖及影像、头部断层解剖与临床应用等。

第一节　头部概述

一、境界与分区

头（面）部以下颌骨下缘、下颌角、乳突尖端、上项线和枕外隆凸的连线为界与颈部区分；又以眶上缘、颧弓上缘、外耳门上缘至乳突的连线为界，分为后上方的颅部和前下方的面部。颅的内腔为颅腔，容纳脑及其被膜；面部有视器、位听器、口、鼻等器官。面部可划分为眶区、鼻区、口区和面侧区，后者又分为颊区、腮腺咬肌区和面侧深区等几个区域。

二、重要体表标志

（1）眉弓（superciliary）：为位于眶上缘上方，额结节下方的弓状隆起，眉弓适对大脑额叶的下缘，其内侧份的深面有额窦（图 2-1-1）。

第二章　头部影像解剖与临床应用

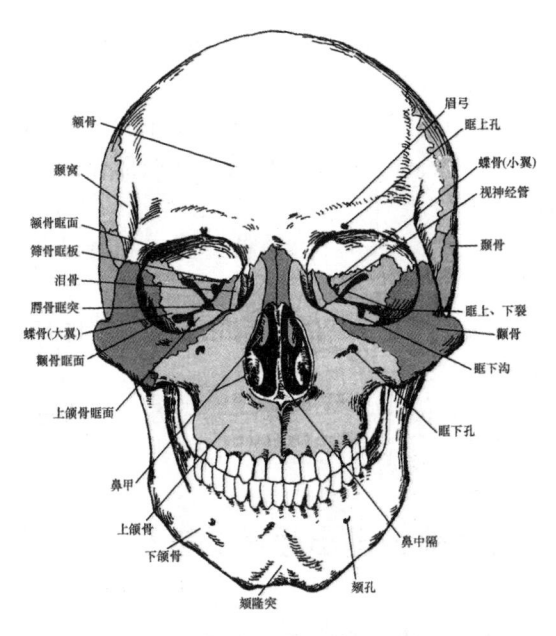

图 2-1-1　颅骨前面观

（2）眶上切迹（supra-orbital notch）：有时成孔，即眶上孔，位于眶上缘的内、中 1/3 交界处，眶上血管和神经由此通过。

（3）眶下孔（infra-orbital foramen）位于眶下缘中点的下方约 8 mm 处，眶下血管及神经由此穿过（图 2-1-2）。

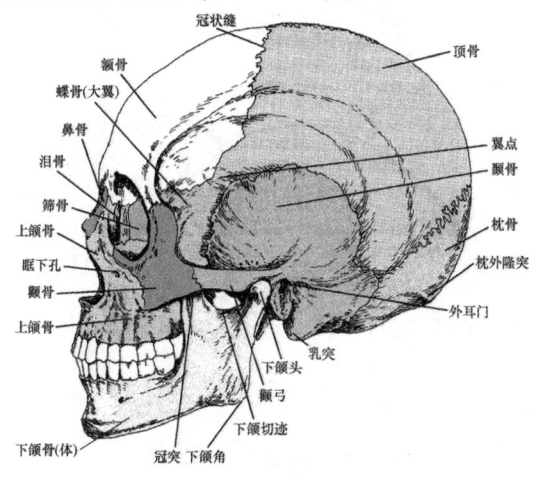

图 2-1-2　颅骨侧面观

— 15 —

（4）颏孔（mental foramen）：位于下颌第二前磨牙根下方，下颌体上、下缘连线的中点或其稍上方（图2-1-1）。

（5）翼点（pterion）：为额、顶、颞、蝶四骨汇合之处，位于颧弓中点上方约二横指（约3.8 cm）处，是颅骨的薄弱部分，其内面有脑膜中动脉前支通过（图2-1-2）。

（6）颧弓（zygomatic arch）：由颞骨的颧突和颧骨的颞突共同组成，全长均可触及（图2-1-2）。

（7）下颌角（angle of mandible）：为下颌体下缘与下颌支后缘相交处（图2-1-2）。

（8）乳突（mastoid process）：位于耳垂后方，其基底部的前内方有茎乳孔，面神经由此孔出颅（图2-1-2）。

三、颅底及脑神经进出颅腔的部位

颅底有许多重要的孔道，是神经、血管出入颅的部位（图2-1-3）。颅前窝（anterior cranial fossa）容纳大脑半球额叶，正中部凹陷，由筛骨筛板构成鼻腔顶，前外侧部形成额窦和眶的顶部。通过筛板的筛孔进入颅腔。

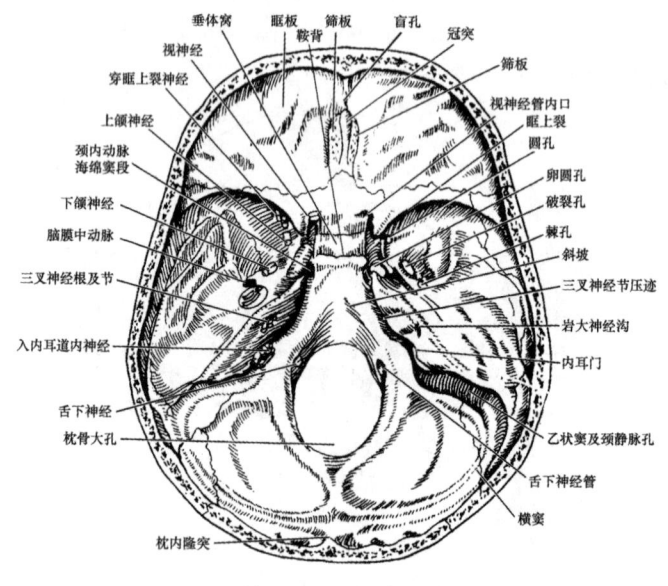

图2-1-3 颅底内面

颅中窝（middle cranial fossa）呈蝶形，可区分为较小的中央部（鞍区）和两个较大而凹陷的外侧部。中央部（鞍区）位于蝶骨体上面，为蝶鞍及其周围区域。垂体位于蝶鞍中央的垂体窝内，经漏斗和垂体柄穿过鞍隔与第三脑室底的灰结节相连。垂体窝的顶为硬脑膜形成的鞍隔，鞍隔的前上方有视交叉和视神经。垂体窝的底，仅隔一薄层骨壁与蝶窦相邻。

颅中窝外侧部容纳大脑半球的颞叶。眶上裂内有动眼神经、滑车神经、展神经、眼神经及眼上静脉穿行。在颈动脉沟外侧，由前内向后外有圆孔、卵圆孔和棘孔，分别有上颌神经、下颌神经及脑膜中动脉通过。在弓状隆起的外侧有鼓室盖，由薄层骨板构成，分隔鼓室与颞叶及脑膜。在颞骨岩部尖端处有三叉神经压迹，三叉神经节在此处位于硬脑膜形成的间隙内。

颅后窝（fossa cranil posterior）由颞骨岩部后面和枕骨内面组成，容纳小脑、脑桥和延髓。窝底的中央有枕骨大孔，为颅腔与椎管相接处，枕骨大孔的前方为斜坡。在枕骨大孔的前外侧缘有舌下神经管，为舌下神经出颅的部位。枕骨外侧部与颞骨岩部间有颈静脉孔，舌咽、迷走、副神经和颈内静脉在此通过。

第二节 颅骨 X 射线解剖

一、颅外形和大小

颅骨共 23 块，分为脑颅和面颅两部分。脑颅位于颅的后上部，略呈卵圆形，围成容纳脑的颅腔。面颅为颅的前下部，形成颜面的基本轮廓，并参与构成口腔、鼻腔和眶。

颅顶外侧面光滑隆凸，前窄后宽。在额骨和顶骨之间有横位的冠状缝（coronal suture），左右顶骨之间有矢状缝（sagittal suture），顶骨与枕骨之间有人字缝（lambdoid suture）（图 2-2-1）。内侧面凹陷，有许多与脑沟回对应的压迹。两侧有脑膜中动脉及其分支的压迹，呈树枝状。正中线上有一条浅沟为上矢状窦沟，沟两侧有许多蛛网膜颗粒的压迹。

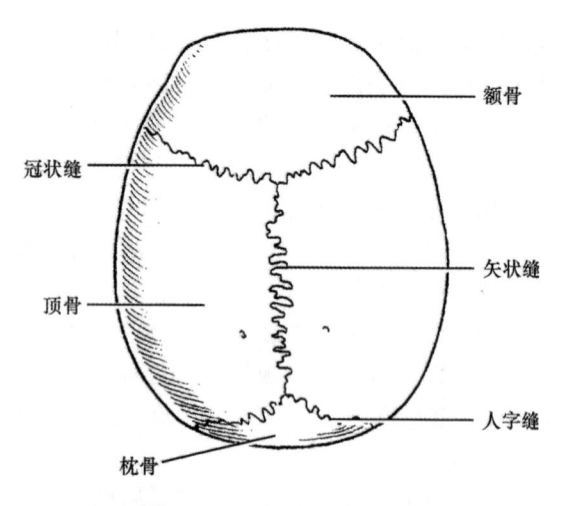

图 2-2-1 颅顶（外面观）

颅底内面凹凸不平，承托脑。由前向后呈阶梯状排列着颅前窝、颅中窝和颅后窝（图2-1-3）。各窝内有许多孔、裂和管，它们大多通于颅外。颅底的孔、裂和管都有血管或神经通过，颅底骨折时往往会沿这些孔道断裂，引起严重的血管、神经损伤。颅底外面高低不平，孔裂较多（图2-2-2）。

颅侧面由额骨、蝶骨、顶骨、颞骨及枕骨构成（图2-1-2）。侧面中部在乳突的前方有外耳门，外耳门前方，有一弓状的骨梁，称颧弓，可在体表摸到。颧弓将颅侧面分为上方的颞窝和下方的颞下窝。

颅前面由面颅的大部分和部分脑颅构成（图2-1-1）。位于面部中央的大孔为梨状孔，后通鼻腔。孔的外上方为眶，下方为骨性口腔，由上、下颌骨围成。眶（orbit）为一对锥形腔，容纳眼球及其附属结构。眶的上壁薄而光滑，是颅前窝的底，前外侧份有泪腺窝，容纳泪腺；眶的下壁是上颌窦的顶，表面有一沟，称眶下沟，向前移行为眶下管，通眶下孔；眶的内侧壁很薄，邻接筛窦，该壁近前缘处有泪囊窝，它向下经鼻泪管（nasolacrimal canal）通鼻腔；下壁与外侧壁交界处的后份有眶下裂，向后通入颞下窝和翼腭窝；外侧壁与上壁交界处的后份有眶上裂，向后通向颅中窝。

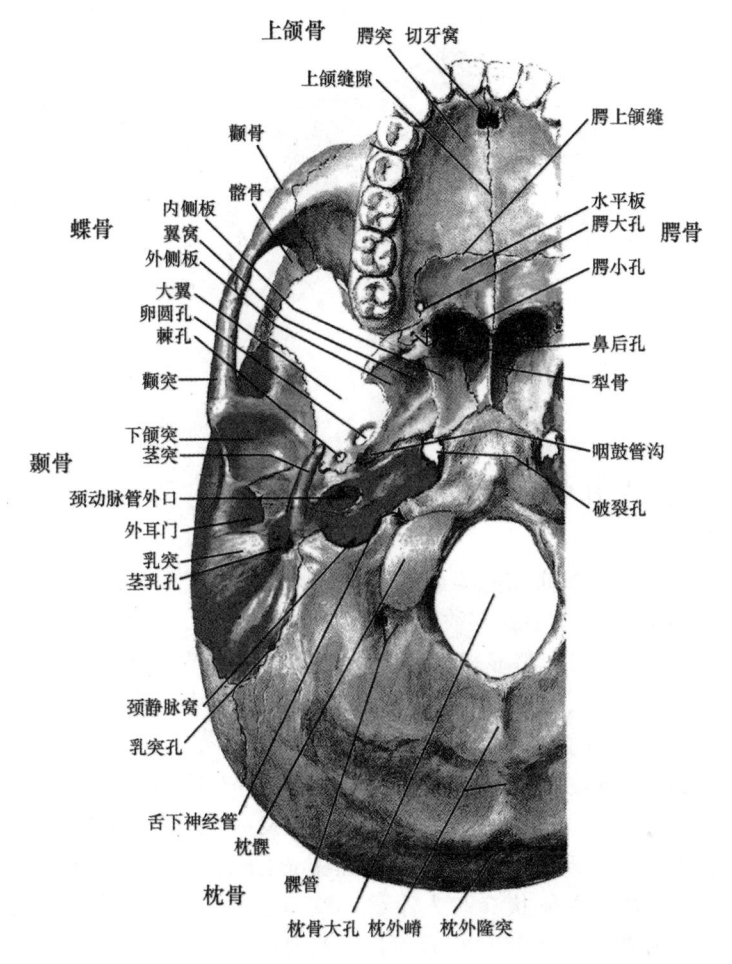

图 2-2-2　颅底（外面观）

　　骨性鼻腔位于面颅的中央，上方以筛板与颅腔相隔，有筛孔通颅前窝。下方以硬腭骨板与口腔分界，前端有切牙管通口腔。两侧邻接筛窦、眶和上颌窦。骨性鼻中隔由筛骨垂直板和犁骨组成。鼻腔外侧壁有三个向下卷曲的骨片，分别称为上鼻甲、中鼻甲和下鼻甲（图 2-2-3）。鼻旁窦（paranasal sinuses）是位于鼻腔周围各骨内的空腔，分别称为额窦、上颌窦、筛窦和蝶窦，皆与鼻腔相通。它们有发音共鸣和减轻颅骨重量的作用。

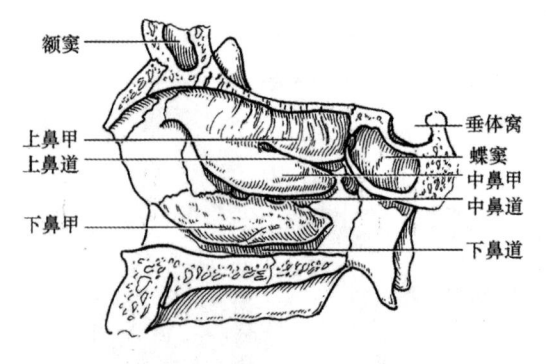

图 2-2-3　鼻腔外侧壁

二、新生儿颅的特点

胚胎时期，由于脑和感觉器官发育迅速，因而新生儿脑颅远较面颅大，其比例约为 8∶1（成人约为 4∶1），两眶宽阔，上、下颌骨不发达，鼻旁窦未发育，故口、鼻显得较小。额结节、顶结节和枕鳞都是骨化中心部位，发育明显，从颅顶观察，呈五角形。额骨正中缝尚未愈合，额窦尚未发育，眉弓及眉间不明显。

新生儿颅没有发育完全，其颅顶各骨之间留有间隙，由结缔组织膜所封闭，称为颅囟（cranial fontanelles）（图 2-2-4）。最大的囟在矢状缝与冠状缝相交处，呈菱形，称为前囟（anterior fontanelle），在一岁半左右前囟逐渐骨化闭合。在矢状缝和人字缝相交处，有三角形的后囟（posterior fontanelle），在生后 3 个月左右即闭合。前囟在临床上常作为婴儿发育和颅内压变化的检查部位之一。

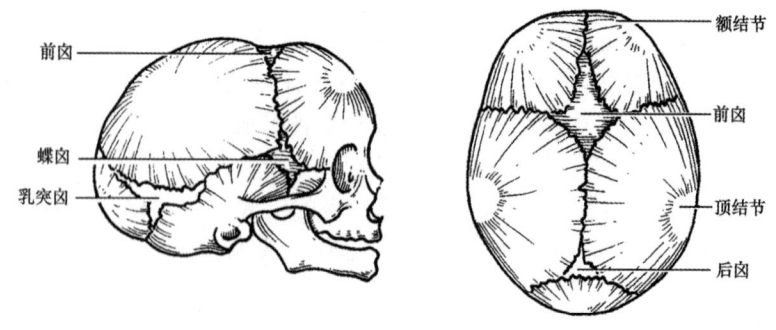

图 2-2-4　新生儿颅

三、颅底 X 射线解剖

在侧位片上，颅腔底部高低不平，由前至后分为颅前、中、后三个窝，颅前窝的位置最高，颅后窝最低，整个颅底呈阶梯形结构（图 2-2-5）。

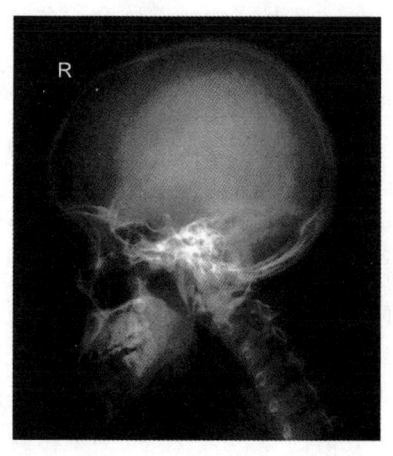

图 2-2-5　颅底侧位 X 射线像

颅前窝的范围前至额鳞下端，后至蝶骨小翼和蝶平面后缘。在侧位片上，它由两侧眶板和居中的蝶平面、筛板及鸡冠影组成，其中，额骨眶板显影致密明显，左右眶板有时重叠，有时出现双影。眶板上面因有脑回压迹而不平坦，在其后部有一向上的尖形突起为蝶骨嵴，它是由眶板后缘与蝶骨大翼之间构成的骨嵴上延所显影，以此可作为眶板的后界。眶板后延为蝶骨小翼，其向后的突起为前床突。在前床突下方另有一条较短的横行致密线向前下方伸入眶区，它是蝶平面影。鸡冠常不显影，如显影则呈三角形，多与眶板前部相重叠。

颅中窝前界为蝶骨小翼和蝶平面之后缘，后界在中部为鞍背，两侧为颞骨岩上嵴。颅中窝中央为蝶鞍，两侧部为容纳大脑颞叶的侧凹。侧位片上，蝶鞍正好显影于侧凹之中，互不重叠，故显影清晰。蝶鞍上面有明显的凹窝，为垂体窝。垂体窝底为一层弧形密质线构成，其前端在前床突下方向前转折，转折处稍微隆起，为鞍结节，继续向前即为蝶平面。垂体窝后壁向上翘起即鞍背。鞍背上端两侧的突起为后床突，但常因重叠而不明显，习惯上以鞍背上端当作后床突应用。在垂体窝与鞍结节下方有一较大的半月形透明区为蝶窦。在侧位片上侧凹的范围也很明显，其后界为致密的颞骨岩锥，下界（即侧凹底）与蝶窦常有重叠，前界为一前突的弧形致密线，左右常分别显示为双影，这对弧形致密线前部已突入眶部，其上端穿过眶板与蝶骨嵴会合。此弧形致密线是构成侧凹底和前壁的蝶骨大翼在侧位投照时的显影。

在 X 射线解剖学中，蝶鞍应包括垂体窝及其周围的结构，而在 X 射线诊断学中，测量蝶鞍大小主要是指测量垂体窝的各径。蝶鞍的前后径是测量垂体窝前、后壁之间的最大距离。垂体窝的大小间接反映垂体之大小，特别能提示垂体肿瘤的发生。

在解剖标本上，颅后窝前界在中部是鞍背后面的斜坡，两侧是颞骨岩锥的后面，后界为枕内隆突以下的枕骨内面。在侧位片上颞骨岩锥显影非常浓密，锥尖向前，锥底居后，其中部有圆形透明影是外耳门和内耳道重叠，岩锥后缘有蜂房样的透明区为颞骨乳突部，沿其后方有带状透明影即乙状沟。乙状沟上端向后转折为横沟，下端向前通颈静脉孔，此孔多因重叠而难显影。斜坡的致密线向后下延伸，当其穿经岩锥时常不明显，延至岩锥下方时此致密线重新显现，而且不久便向前反折成为枕骨基底部的下面，反折处即为枕骨大孔的前缘。颅后窝的后壁由枕骨构成，其内、外板并行伸向前下，并逐渐融合成为锐利的下端，即枕骨大孔的后缘。在枕骨大孔范围内有大孔的侧缘、枕骨髁和乳突等阴影重叠，因此并不清晰。在大孔区前半有一致密的团块为枕骨髁影，它与寰椎侧块有重叠。在大孔区后半有向下突出的三角形乳突影，乳突内松质显影较淡，其前部与枕骨髁影有重叠，其下端已伸至寰椎后弓上缘。此外，在枕骨髁与下颌骨关节突之间有一细长的致密骨影为茎突。

四、眶的 X 射线解剖

眶呈四边锥形，眶尖朝后偏内，因此两眶并不平行，但形态结构基本对称。一般，眶后前位片观察最佳，但视神经孔和眶下裂不显示，必须采用专门的投照方位。

（一）眶后前位像

眶后前位投照采用俯卧位，头的矢状面与台面垂直，中心 X 射线束向足侧倾斜 12°~15°。此体位所显示的眶呈钝方形，眶缘显影致密。由于眶内结构较多，眶内的透明度低于鼻腔和上颌窦的透明度。有时，因眼睑闭合不全，在眶影内出现一横行透明裂隙，不要误为病变。

婴儿眶缘近圆形，结构不如成人清晰。儿童期眶生长较快，至青春期眶的形态才定形。

后前位片上，眶口分四缘，眶腔分四壁，而眶尖不显影。在划分眶腔四壁时，眶上裂之透明影是一个重要标志。眶上裂透明影居眶内侧半，呈斜位长三角形，其尖朝向外上，其底居内下。眶上裂透明影的形态变异很大，裂隙大小不一，其外上端可钝可尖，边缘可出现突起（图2-2-6）。

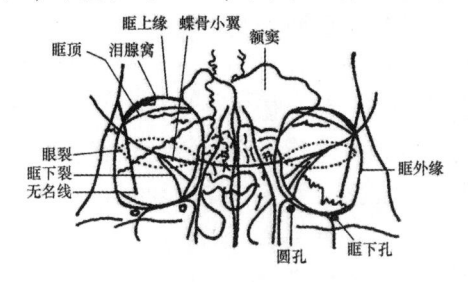

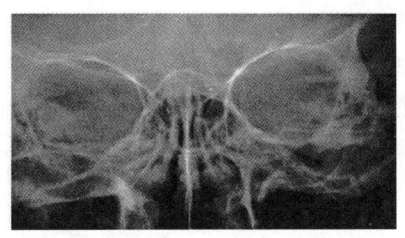

图 2-2-6　眶后前位像

（1）上缘和上壁：眶上缘骨质锐利，显影清晰，其中、内1/3交界处有一小缺损区为眶上切迹。眶上缘外半的新月形增白影为泪腺窝影，其上缘致密线为泪腺窝底的切线投影，下缘才是眶上缘影。眶上裂透明影上方较致密的三角形骨影为蝶骨小翼影，其尖端指向外上，并延为致密线，此线伸出眶外续蝶骨嵴影。以眶上裂和外延的致密线为后界，其上方与眶上缘之间的范围为眶上壁，蝶骨小翼只构成眶上壁后方的一小部分。蝶骨小翼上缘与眶上缘之间的较大区域为额骨眶板。

（2）外缘和外壁：眶外缘主要由颧骨额突构成，显影不及眶上缘清晰。在眶外缘之中上部有时可见颧骨与额骨相接的骨缝。眶上裂及其外延致密线与眶外缘之间的区域为眶外壁，外半属颧骨，内半属蝶骨大翼。外壁上有一由上向下的致密线称为无名线或眶斜线，此线上端也伸出眶外，并与蝶骨嵴交接。无名线是蝶骨大翼弯曲的颞侧面的切线投影。

（3）内缘和内壁：眶内缘因骨质钝圆而不显示，所出现的好似内缘的致密线实为眶内壁影。在后前位片上，眶内壁影常显示两条上下纵行的致密线，其中外侧的一条致密线为筛骨纸样板影，而内侧的一条致密线为泪骨嵴影，两者之间的透明区是筛窦的范围。

（4）下缘和下壁：眶后前位片上眶下缘与眶下壁影几乎是重叠的，一般各显一边缘，眶下缘影整齐，略高于眶下壁影，但不及眶下壁影清晰。由于眶下壁接近切线位，壁上的结构都不能显示。作为眶下壁与眶外壁分界的眶下裂也同样不能看出。此外，在眶下壁影中段下方可见眶下管，此管显一扁圆形的透明影。

（二）视神经孔后前位像

由于眶尖偏向后内，居眶尖部的视神经孔在眶后前位片上不能显示，必须在专门的视神经孔位片上观察。在视神经孔位投照时，X射线与视神经孔在同一个方向，因此视神经孔显示清晰，但两侧视神经孔需要分别摄片，观察时常要互作对比。在视神经孔位片上，眶之上、外、下三缘呈致密线，显影清晰。唯有内缘因与X射线垂直，故显影不清，如果只照一侧视神经孔位片，不易区分侧别，可用清晰的外缘作区分左右的依据，即外缘在左侧则为左眶影，外缘在右侧则为右眶影（图2-2-7）。

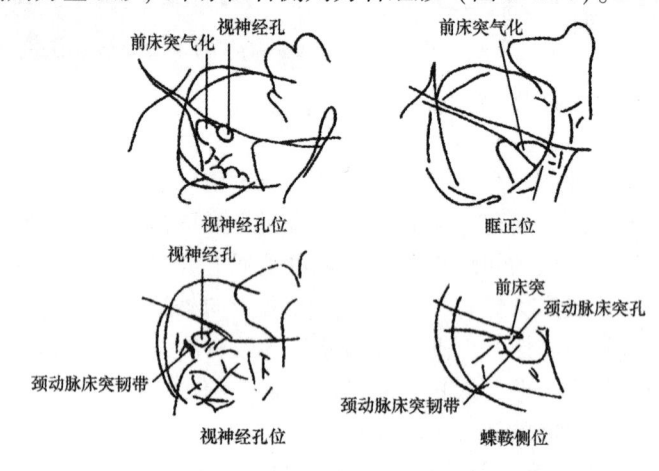

图2-2-7 视神经孔后前位像

在此体位之眶影内最突出的结构是有一个三边形致密影，其中有一个圆形透明孔即为视神经孔。由于投照是斜位，视神经孔多显于眶影外侧半。视神经孔的形状有个体差异，多数呈圆形，也有呈卵圆形，但婴儿近似梨形。围绕视神经孔的三边形致密影为蝶骨小翼，外致密缘是蝶骨小翼的外缘影，上致密缘为蝶骨小翼前缘，内下缘为参与构成视神经孔的蝶骨体影。其中，上缘和外缘两致密缘外端合并，并继续伸出眶外，即蝶骨嵴。上缘与内下缘致密线的内端合并，并向内横行延为蝶平面。在上缘致密线、蝶平面影与眶上缘之间的区域为眶上壁，外侧致密线与眶外缘之间为眶外壁，内下缘致密线、蝶平面影与眶下缘之间的区域主要是眶内壁。此区影疏密不均，其外侧小部属蝶窦，内侧大部属筛房。

（三）泪道的 X 射线解剖

（1）泪道（lacrimal duct）：包括泪点、泪小管、泪囊和鼻泪管。泪点在睑缘内侧，上下泪小管分别位于上下眼睑内，泪囊位于眶内壁的泪囊窝内，鼻泪管是泪囊向下的延续，开口于下鼻道。这些结构在平片上都不显影，必须用造影观察（图 2-2-8）。

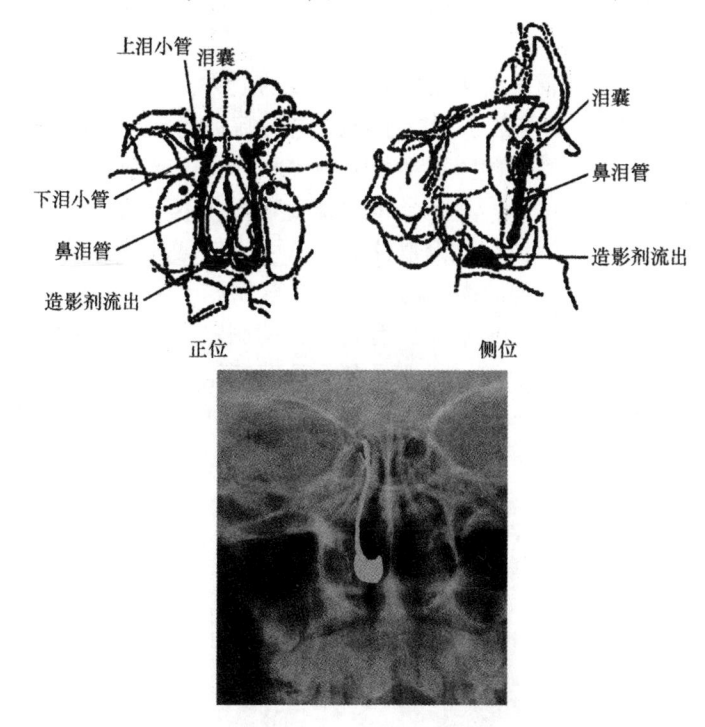

图 2-2-8　泪道造影像

（2）泪点：分别在上、下睑缘内端，肉眼可见，是注射造影剂的部位。

（3）泪小管：显影后的泪小管呈线状，宽 0.5 mm，长 7~10 mm。其近泪点段为垂直部，近泪囊段为水平部。上下泪小管常汇合后入泪囊，但也可分别进入泪囊。

（4）泪囊：正位片上，泪囊与眶内壁重叠，呈长柱状影，长 10~12 mm，宽 2~4 mm。一般上部较宽，下部较窄。侧位片上泪囊向前膨隆，因此其前后径比宽径大。

（5）鼻泪管：正位片上与鼻腔外侧壁重叠，呈长条状影。其上端接泪囊，但分界常不明显或略显狭窄。下端与下鼻道相通，长 18～30 mm，宽 2～3 mm。一般上部较窄，向下逐渐增宽。侧位片上鼻泪管的前后径比在正位片上的宽径大得多。有时可见鼻泪管影很不规则，这是由管腔内的黏膜皱襞（瓣）所造成的。

五、鼻腔和鼻窦 X 射线解剖

骨性鼻腔居两侧眶及上颌窦之间，口腔的上方，为一较大的长方形透明区（图 2-2-9）。鼻腔的顶为蝶平面或它与筛板的重叠，鼻腔的底为硬腭，两侧为鼻腔之侧壁。侧壁下半与上颌窦相邻，上半与筛窦难分。鼻腔正中线上有致密的鼻中隔，其上半属筛骨垂直板，下半属犁骨。鼻中隔中部向两侧突出的三角形致密影为犁骨翼，鼻中隔把鼻腔分为左右两半。在鼻腔下段，由两侧壁各向腔内突出一团块状致密影，为下鼻甲。在下鼻甲上方（相当于犁骨翼的稍下平面）有时可见两侧壁另有向腔内突出的小团块影，为中鼻甲，中鼻甲常与犁骨翼有重叠而不能认出。下鼻甲上下各有透明间隙，分别为中、下鼻道。鼻腔上段因重叠结构较多，很难看出上鼻甲的轮廓。

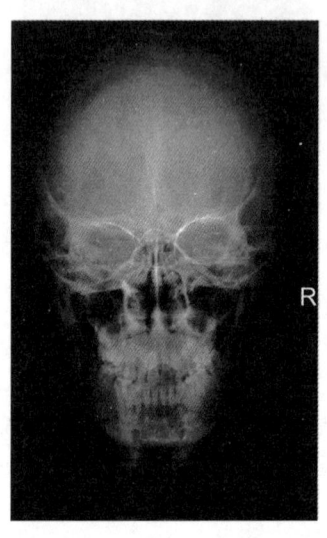

图 2-2-9 颅正位像

鼻腔周围有四对鼻窦，在颅后前位片上只见额窦、筛窦和上颌窦（图2-2-9）。蝶窦因与其他结构重叠不能显影，须在侧位片上观察。

上颌窦在眶下壁与硬腭之间所显示的方形透明区为两侧上颌窦与鼻腔下部的重叠。上颌窦容积大、含气多及透明度特高，四周有致密的骨影为界：上界为眶下壁，下界为硬腭，前界为上颌骨体之前壁，后界为上颌骨体后壁。在透明的上颌窦影内重叠着一些结构，其中，在上颌窦前半经常显出一对椭圆形或三角形的致密圈影，它们是左右两侧颧骨与上颌骨相接处的断面影，从它们的下端有时还可看出颧骨的下缘影伸向后上并延为颧弓。在上颌窦下部，有时可见一灰暗的横位团块是下鼻甲影。在上颌窦后下角内常显圆形致密影，它是下颌骨缘突尖的重叠，不应误为病变。此外在沿着上颌窦后壁重叠的有长方形的蝶骨翼突影，尤以其前缘致密明显。在上颌窦后壁与蝶骨翼突影之间有时可被一透明裂隙分隔，此裂隙为翼腭窝。

六、颞骨和耳的 X 射线解剖

耳（ear）的结构大部分在颞骨岩锥内，分为外耳、中耳和内耳。外耳除耳郭以外便是外耳道，外耳道底有鼓膜与中耳鼓室相隔。中耳的主要结构为鼓室，鼓室为竖立的扁方形空腔，其上部膨大为鼓室上隐窝，内有三个听小骨。鼓室向前内通咽鼓管，向后上经鼓窦口入鼓窦及鼓窦周围的乳突气房。乳突气房的范围较广，主要在颞骨岩锥后部和颞骨乳突部。鼓室内壁上有圆孔（有第2鼓膜封闭）和卵圆孔（有镫骨底封闭）与内耳相连。内耳主要是迷路，迷路居鼓室后内方，其中部空腔较大的部分为前庭，后上偏外的部分为三条半规管，前下偏内的部分为耳蜗。在迷路内后方还有内耳道通颅腔。此外，在岩锥内除属耳的结构外，还有通行于鼓室后上方和后方的面神经管以及在耳蜗下方的颈内动脉管和颈静脉窝等。所有这些结构不可能在同一照片上一一显示，必须采用不同投照方位分别显示。通常平片采用的投照方位有颞骨侧位（劳氏位和许氏位）、颞骨轴位（梅氏位）和颞骨后前斜位（斯氏位）。

劳氏位是指被照者俯卧，头部被照侧靠近胶片，头矢状面与胶片平行，并使 X 射线向足侧和面侧各倾斜15°角的投照（图2-2-10）。在劳氏位片上，颞骨岩锥影显示于颞下颌关节后方，出现颇似鱼头形的影像。其中，鱼头的口端为岩尖，鱼眼呈圆形透明区，为内外耳道和鼓室的重叠影。鱼头上缘致密线为岩上缘或鼓室盖，其中段稍显隆起为弓状隆起。鱼头后缘致密线为乙状窦前壁。上、下两缘致密线上端会合形成的夹角称为窦硬膜角，两缘之间的三角区称为窦硬膜三角。鱼头下界与枕骨基底部相邻，界以岩枕缝，但一般不显影。在内、外耳门透明影后方，骨质致密，显影浓白，是骨迷路的部位。鱼头后半即窦硬膜三角内呈蜂窝状透明区为乳突气房影，乳突气房中相当在弓状隆起深部有一较大的透明影为鼓窦。沿乙状窦前壁致密线后方有一透明带状影为乙状窦，乙状窦下方的骨影向下突起并有致密的边缘，显示出乳突的外形。乳突内也充满气房，有时还见有细管状的导静脉透明影。

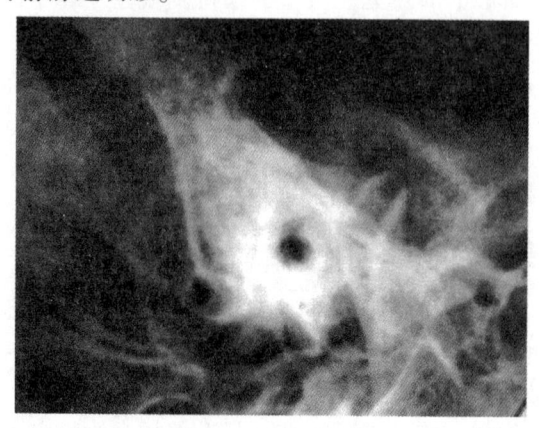

图 2-2-10　颞骨岩锥双 15°侧位（劳氏位）像

虽然在上述各投照位的岩锥片上也能显示内耳道（internal acoustic meatus）影，但常不全面或不清晰。为了较好地显示内耳道，以内耳道后前位（经眶位）为最佳投照方位。

在内耳（听）道后前位（经眶位）投照片上，致密的颞骨岩锥影占据眶中下部（图 2-2-11）。岩锥影上缘致密为岩上崤，此崤内端终于岩尖上方，外端横出眶并延为颞鳞内板。在致密的岩锥影内常见较透明的内耳道和颈内动脉管影（有时因体位不同，只出现一条管影）。

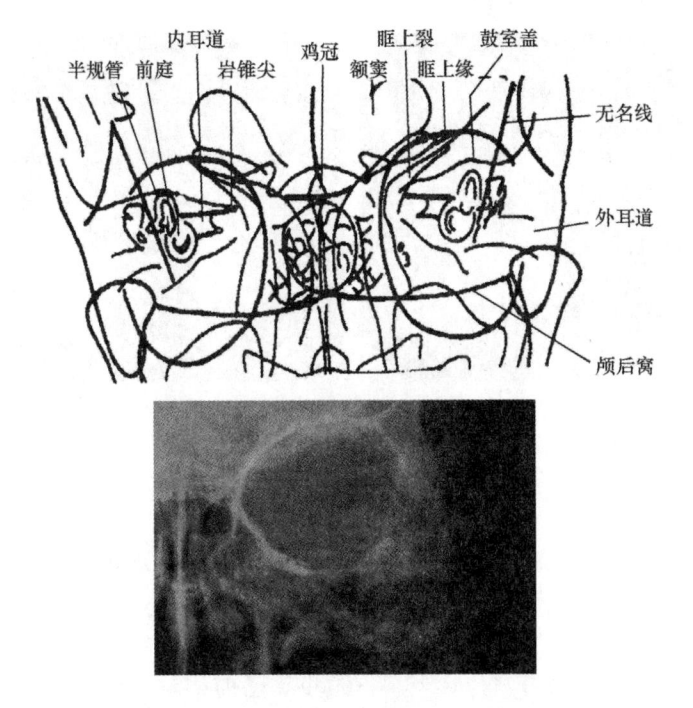

图 2-2-11 内耳（听）道后前位（经眶位）像

七、下颌骨和下颌关节 X 射线解剖

颞下颌关节（temporomandibular joint）是颅内唯一的可动关节，由颞下颌关节窝和下颌小头共同组成。关节腔由关节盘分隔成为上、下两部，并使关节运动更加灵活。在 X 射线平片上，关节盘不显影，关节间隙明显加宽。

颞下颌关节位于外耳门前方，并与枕骨基底部和岩锥重叠，因此在颞下颌关节侧位像上，有的容易看出，有的显影不清（图 2-2-12）。一般，沿下颌支后缘向上可追寻出下颌小头的圆形轮廓。另外，由岩锥尖向前，可见条状的颧弓影，在其下缘与下颌小头相对应的部分明显上凹构成下颌窝，窝前有向下的突起为关节结节。有时，下颌窝表现为断面影，它是下颌窝顶部的轴位影，断面影的上下缘为致密的皮质，中层为松质。下颌小头与下颌关节窝之间组成颞下颌关节，显示有透明之关节间隙，间隙的厚度约为 2 mm。

影像解剖与临床应用

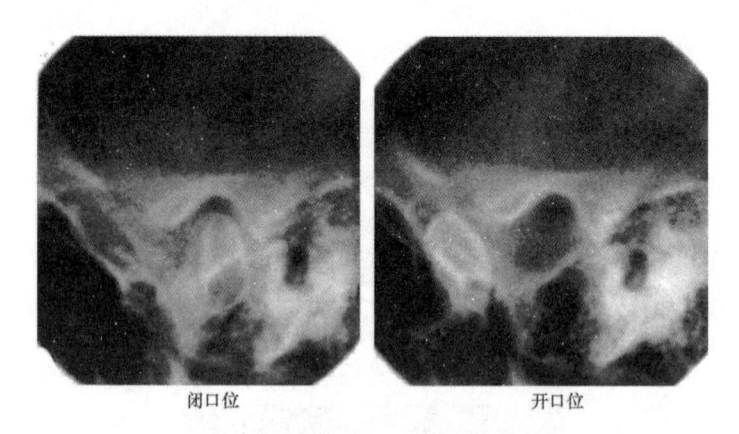

闭口位　　　　　　　　　开口位

图 2-2-12　颞下颌关节侧位像

颞下颌关节闭口位，像这种投照位置基本属侧位，但球管前移 25°~30°。由于 X 射线斜射，岩锥影像下移，因而颞下颌关节显影清晰，下颌窝和关节结节常呈断面影。下颌小头与关节窝对应成关节，关节间隙表面光滑，间隙宽度在各方面基本一致，而且左右两侧也应相同。

正常颞下颌关节开口位片上，下颌小头已前移至关节结节下方，下颌体下转，下颌角稍后移。对比观察闭口位影像可以看出，正常颞下颌关节在开口时下颌小头前移至关节结节下方，闭口时下颌小头退回至下颌窝内。这种运动情况在 X 射线电视录像上更能清楚看到。

第三节　脑血管解剖及影像

一、脑血液供给的特点

脑的血液供给有以下特点：①脑的动脉来自颈内动脉和椎动脉，且在脑底部吻合成 Willis 环；②脑动脉壁很薄，类似颅外其他部位同等大小的静脉；③脑浅层的动脉有丰富的吻合；④脑的血供与颅骨和硬脑膜的血供彼此无关，后者来自颈外动脉；⑤大脑半球的动脉可分为皮质支（营养皮质及皮质下髓质）和中央支（营养基底核、内囊与间脑），均自成体系、互不吻合；⑥皮质血供比髓质丰富，视皮质最为丰富；⑦进入颅内的动脉行程均极弯曲，一般认为是脑动脉无搏动的主要原因；⑧脑动脉和脑静脉多不伴行；⑨脑的静脉和硬脑膜静脉窦无完整的静脉瓣，但在某些部位（如上矢状窦的静脉入口处），却有能起导流作用的瓣状结构存在；⑩毛细血管的内皮为紧密连接，无窗孔，周围被胶质细胞的足板所包绕，构成了血脑屏障，但某些区域缺乏血脑屏障，包括松果体、下丘脑、正中隆起、垂体后叶、延髓最后区、后连合、终板和脉络丛等。

二、脑的动脉

脑的动脉有两个系统，即颈内动脉系和椎基底动脉系。以小脑幕为界，幕上结构接受颈内动脉系和大脑后动脉的血液供应，幕下结构则接受椎基底动脉系血液供应。

（一）颈内动脉系

1. 颈内动脉的行程与分支

通常颈内动脉在颈部平甲状软骨上缘，正对下颌缘处，从颈总动脉发出。整个行程可分为颅外段（颈段）和颅内段。正常颈内动脉造影一般将颅内段分为5段（图2-3-1a），数字减影血管造影（digital subtraction angiography，DSA）可清晰显示颈内动脉及其分支（图2-3-1b）。

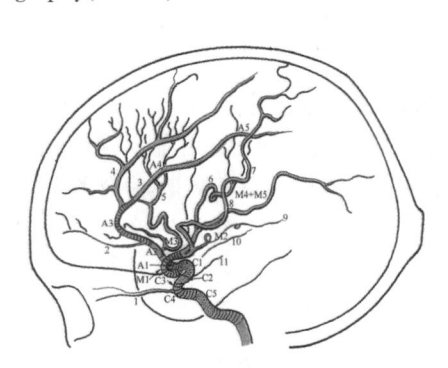

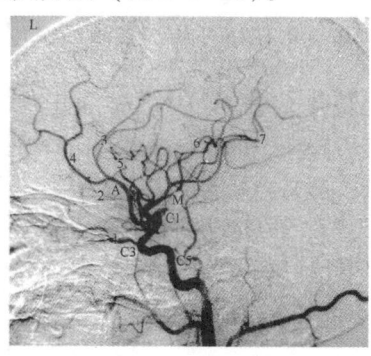

a　　　　　　　　　　　b

图2-3-1　正常颈内动脉造影图和DSA图像（侧位）

a. 造影图；b. DSA图像；1. 眼动脉；2. 额极动脉；3. 胼周动脉；4. 胼胝体缘动脉；5. 额顶升动脉；6. 顶下动脉；7. 角回动脉；8. 颞后动脉；9. 颞前动脉；10. 脉络丛前动脉；11. 后交通动脉

C5 段，也称岩骨段（颈动脉管段、神经节段），是颈内动脉经颈动脉管进入颅内三叉神经节下面的一段。

C4 段，又称海绵窦段，是颈内动脉在海绵窦内沿颈内动脉沟前行的一段。

C3 段，又称前膝段，发出眼动脉。

C2 段，又称视交叉池段（床突上段），这一段向后略呈水平，恰好在视交叉池内。

C1 段，又称后膝段，颈内动脉 C2 段再向上前弯，形成凸向后的膝状弯曲。从这段发出后交通动脉和脉络丛前动脉。

C1 段再稍向前便分为大脑前动脉（A1 段）和大脑中动脉（M1 段）。因此，C1 + A1 + M1 称颈内动脉分叉部。在颈内动脉造影的前后位片（图 2-3-3，图 2-3-4）上，C1、A1 和 M1 三部呈"T"字形，当"T"字形形态改变时，有临床意义。在侧位片上，C2、C3 和 C4 三段共同组成"C"字形，即虹吸部。虹吸部内的流体力学时相经常发生变化，动脉管壁的压强亦随之发生变化，因此，是动脉硬化的好发部位之一。

2. 后交通动脉

发自颈内动脉 C1 段，在蝶鞍和动眼神经上面，水平向后稍向内行，与大脑后动脉吻合。因此，当发生后交通动脉瘤时，可压迫动眼神经，引起眼球运动障碍和瞳孔放大。后交通动脉管径变大，可直接延续至大脑后动脉。

3. 脉络丛前动脉

发自颈内动脉 C1 段，发出后一般向后越过视束前部，至大脑脚前缘又斜向后外，再越过视束，于海马旁回钩附近，经脉络膜裂入脑室下角，形成脉络丛。其皮质支主要营养海马和钩，中央支营养内囊后肢的下部和苍白球等。脉络丛前动脉的特点是行程长、管径细，易发生栓塞，所以临床上苍白球和海马发病较多。

4. 大脑前动脉

（1）行程：在动脉造影时一般将之会为 5 段（图 2-3-1、图 2-3-2）。

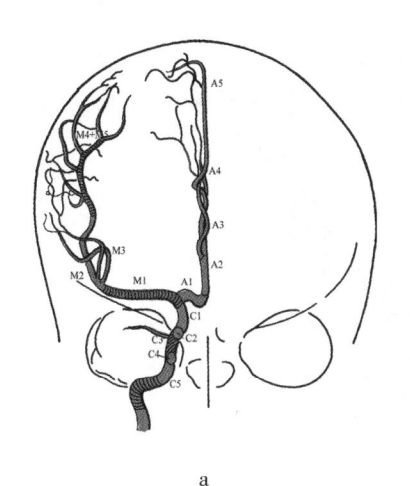

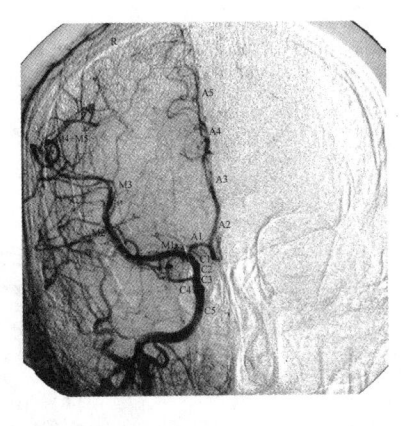

a. 造影图（前后位）；b. DSA 图像（前后位）

图 2-3-2　正常颈内动脉造影图和 DSA 图像（前后位）

A1 段，又称水平段，为分出后至前交通动脉的一段。

A2 段，又称上行段（胼胝体下段），为前交通动脉以后至胼胝体膝以下的一段，略向前行。

A3 段，又称膝段，与胼胝体膝的弯曲一致。

A4 段，又称胼周段，位于胼胝体沟内，也称胼周动脉。

A5 段，又称终段，为楔前动脉。

(2) 分支与分布：大脑前动脉的分支有 3 组。第 1 组为内侧豆纹动脉，包括返支（Heubner 动脉）和基底支，前者供应壳、尾状核前部和内囊下部，后者供应视交叉的背面及下丘脑（图 2-3-3）。第 2 组为胼胝体旁支，通常 7~20 支细小的胼胝体动脉，分布于胼胝体及透明隔。第 3 组为皮质支（半球支），营养顶枕沟以前的大脑半球内侧面及额叶底面的一部分，额、顶二叶上外面的上部，主要的动脉支有：①额底内侧动脉；②额前内侧动脉；③额中间内侧动脉；④额后内侧动脉；⑤胼周动脉；⑥中央旁动脉；⑦楔前动脉（图 2-3-4）。

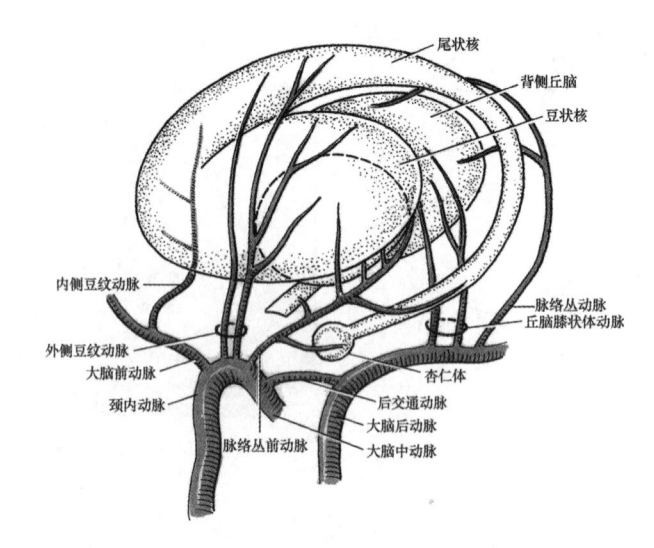

图 2-3-3 纹状体丘脑动脉分布示意图

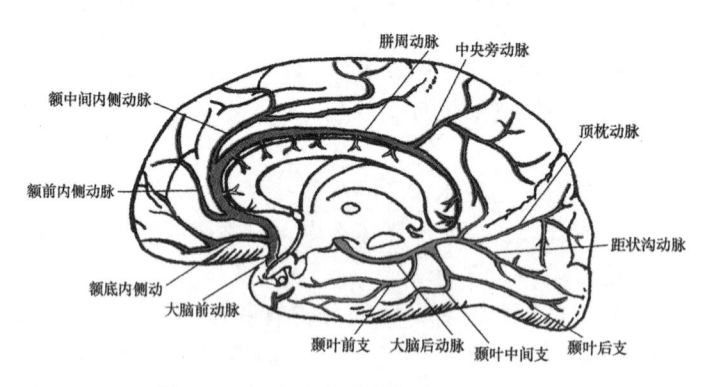

图 2-3-4 大脑半球内侧面的动脉分布

（3）供应范围断面图解（图 2-3-5，图 2-3-6）图中所绘为相应血管的最大范围，由于侧支循环的存在，故血管梗死所致损伤范围要小于图中所绘范围。

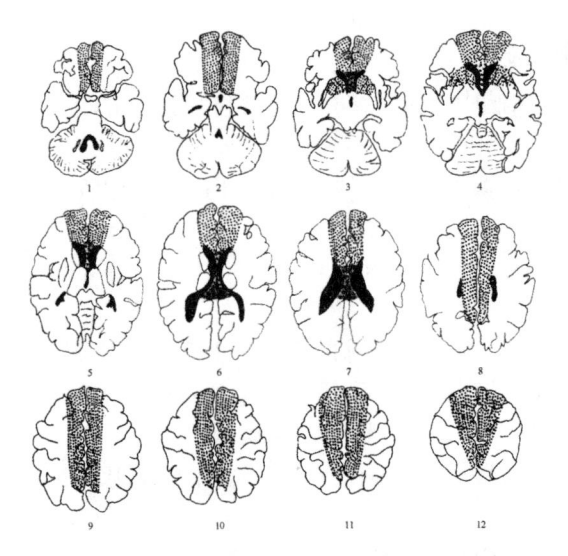

图 2-3-5 从基线至颅顶的横断 CT 扫描图

(示大脑前动脉的供应范围，粗点示内侧豆纹动脉区，黑斑示胼胝体旁支区，细点示半球支区)

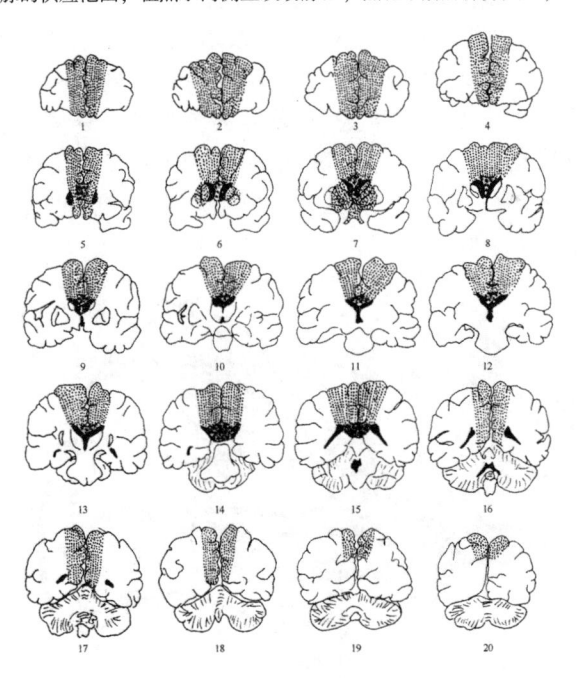

图 2-3-6 从前至后的冠状 CT 扫描图

(示大脑前动脉的供应范围，粗点示内侧豆纹动脉区，黑斑示胼胝体旁支区，细点示半球支区)

5. 大脑中动脉

（1）行程：大脑中动脉造影时，通常将其分为五段（图 2-3-1，图 2-3-2）。

M1 段，又称眶后段（水平段），从颈内动脉分出后，水平向外行，长约 3 cm。

M2 段，又称岛叶段（回旋段），呈"U"形，在岛叶表面向后上方走行。该段发出颞前动脉。

M3 段，为 M2 基部发出动脉向中央沟上升的升动脉，升动脉分为小的眶额动脉和大的额顶升动脉。后者再分为中央沟动脉、中央前沟动脉和中央后沟动脉，如同蜡烛台样，称为蜡台动脉。

M4 段，即分叉段，为大脑中动脉分出角回动脉与顶后动脉、颞后动脉处。

M5 段，为大脑中动脉的终末支——角回动脉。

M2、M4 和 M5 合称大脑外侧窝动脉组。

（2）分支与分布：大脑中动脉为颈内动脉的直接延续，进入大脑外侧窝，其分支主要有两组。第 1 组外侧豆纹动脉，供应前联合外侧部，壳的大部，苍白球的外侧段，内囊的上半及附近辐射，尾状核的头和体（图 2-3-3）。第 2 组为皮质支（半球支），营养大脑半球上外侧面的大部分与岛叶，主要的动脉支有：①额底外侧动脉；②中央前沟动脉；③中央沟动脉；④中央后沟动脉；⑤顶后动脉；⑥颞极动脉；⑦颞前动脉；⑧颞中间动脉；⑨颞后动脉；⑩角回动脉（图 2-3-7）。

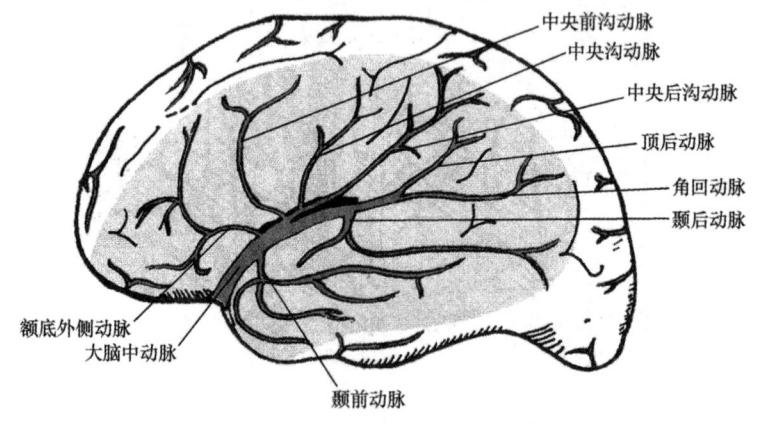

图 2-3-7　大脑半球外侧面的动脉分布

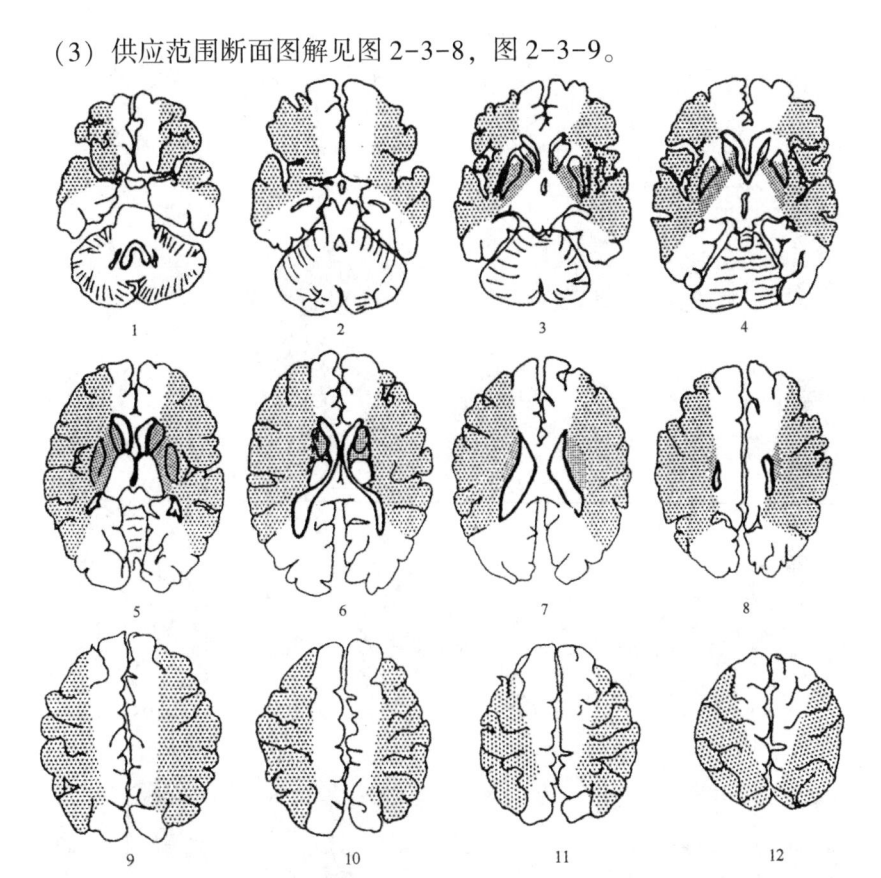

(3) 供应范围断面图解见图 2-3-8, 图 2-3-9。

图 2-3-8 从基线至颅顶的横断 CT 扫描图

(示大脑中动脉的供应范围,细点示外侧豆纹动脉区,粗点示半球支区)

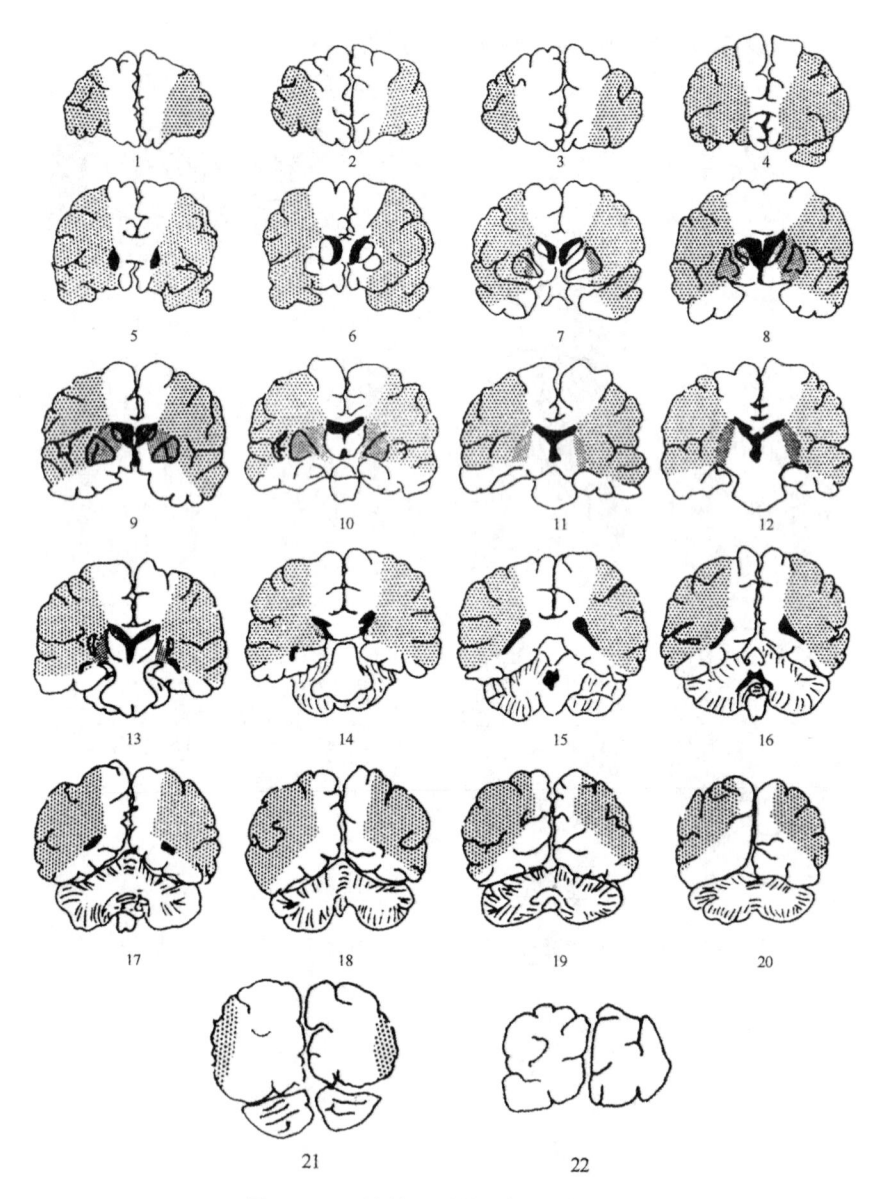

图 2-3-9 从前至后的冠状 CT 扫描图

(示大脑中动脉的供应范围,细点示外侧豆纹动脉区,粗点示半球支区)

（二）椎-基底动脉系

1. 椎动脉的行程及分支

左、右椎动脉均在颈根部从左、右锁骨下动脉发出，沿斜角肌内侧缘向后上方行短距离，入第 7 颈椎横突孔（偶有经第 4、5 或 7 颈椎横突孔的），上行于第 1~6 颈椎横突孔构成的骨性隧道内，达寰椎横突孔上面弯向后内，绕过寰椎后弓，穿寰枕后膜及硬脊膜经枕骨大孔入颅内，在蛛网膜下腔内沿延髓腹侧面斜向上内，达延髓脑桥沟平面，汇合成基底动脉。

椎动脉造影通常分椎动脉为 5 段（图 2-3-10，图 2-3-11），在前后位片上最为清楚。

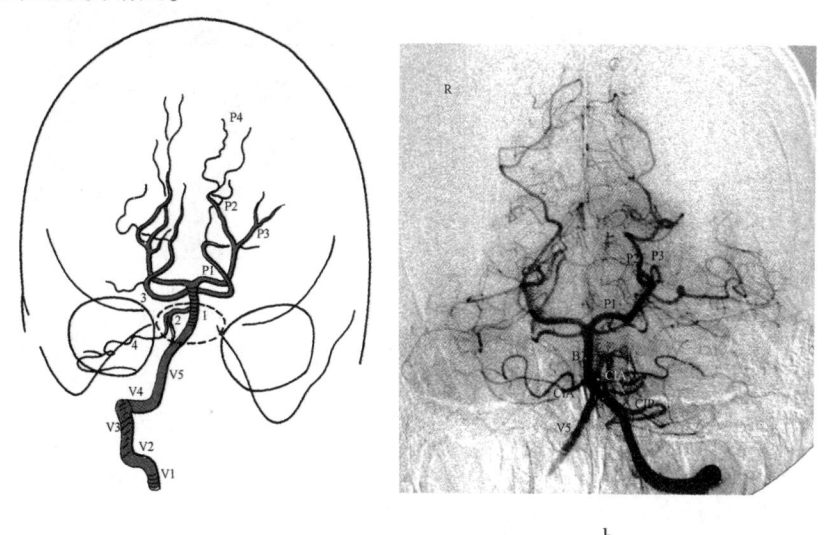

图 2-3-10　椎动脉造影和 DSA 图像（前后位）

a. 造影（1. 基底动脉；2. 小脑下前动脉；3. 小脑动脉；4. 小脑下后动脉）；b. DSA 图像（V. 椎动脉；B. 基底动脉；P. 大脑后动脉；CIA. 小脑下前动脉；CIP. 小脑下后动脉）

V1 段，又称横突孔段，是在第 6~2 颈椎横突孔内上升的一段。

V2 段，又称横段，从枢椎横突孔开始，出孔后横行向外的一段。

V3 段，又称寰椎段，从 V2 外段弯曲向上，在垂直上行至寰椎横突孔为止的一段。

V4 段，又称枕骨大孔段，从 V3 上端急弯，水平向内行一小段，再弯向上垂直上行入枕骨大孔的一段。

V5段，又称颅内段，入枕骨大孔后，斜向内至中线与对侧汇合成基底动脉的一段。

椎动脉颅内段的分支主要有：①脑膜支：有1~2支平枕骨大孔处分出，分支供应颅骨及小脑镰；②脊髓前、后动脉：营养脊髓；③延髓动脉：一般有1~3，营养延髓；④小脑下后动脉：其特点是形成弯曲，易发生血栓，营养小脑下面后部。

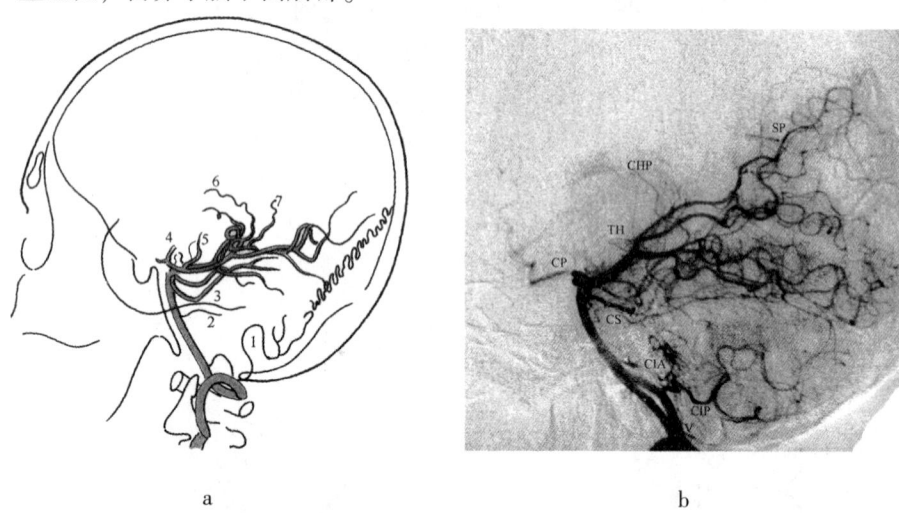

图2-3-11 椎动脉造影和DSA图像（侧位）

a. 造影（1. 小脑下后动脉；2. 小脑下前动脉和迷路动脉；3. 小脑上动脉；4. 后交通动脉；5. 丘脑穿动脉；6. 脉络丛后动脉；7. 胼胝体压部分支）；b. DSA图像（V. 椎动脉；CIA. 小脑下前动脉；CIP. 小脑下后动脉；CS. 小脑上动脉；CP. 大脑后动脉；TH. 丘脑后动脉；CHP. 脉络丛后动脉；SP. 胼胝体压部分支）

2. 基底动脉

由左、右椎动脉合成后，经脑桥基底动脉沟上行至脑桥上缘再分为左右大脑后动脉，主要分支有：①小脑下前动脉：自基底动脉始段发出，供应小脑下部的前部；②迷路动脉：很细，伴随第7、8对脑神经进入内耳门，供应迷路动脉；③脑桥动脉：一般左右侧各有3~7支，以4~5支为最多，供应脑桥基底部；④小脑上动脉：近基底动脉的末端分出，绕大脑脚向后，供应小脑上部（图2-3-12）。

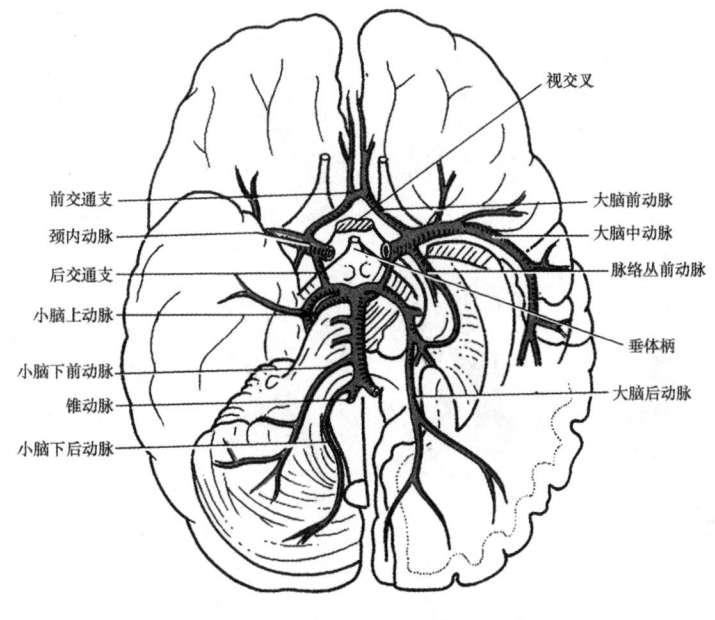

图 2-3-12　大脑动脉环

3. 大脑后动脉

（1）行程：大脑后动脉在脑桥上缘由基底动脉分出后，伴动眼神经和小脑上动脉的上方，绕大脑脚向后跨至小脑幕上方，横过海马旁回后端深入距状沟，再向后分为距状沟动脉和顶枕沟动脉（图 2-3-4）。大脑后动脉造影，一般将其分为 4 段（图 2-3-10，图 2-3-12）。

P1 段，又称水平段。

P2 段，又称纵行段，是围绕中脑上行的一段。

P3 段，为 P2 段向外发出的颞支。

P4 段，为从 P2 段发出的顶枕沟动脉和距状沟动脉。

（2）分支与分布：其分支有三组。第 1 组为穿动脉，供应脑干、背侧丘脑、下丘脑和外侧膝状体；第 2 组为胼胝体压支，供应胼胝体后半上面；第 3 组为皮质支（半球支），营养颞叶的底面和内侧面以及枕叶。主要的动脉支有：①颞前下动脉；②颞下中间动脉；③颞下后动脉；④距状沟动脉；⑤顶枕沟动脉（图 2-3-4）。

（3）供应范围断面图解（图 2-3-13，图 2-3-14）。

影像解剖与临床应用

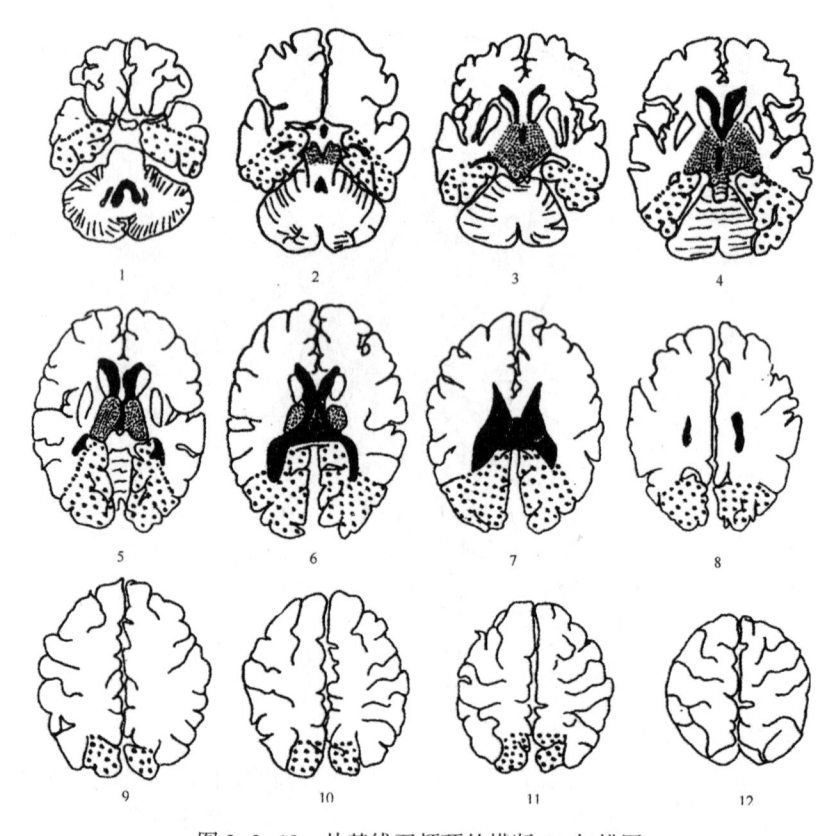

图 2-3-13　从基线至颅顶的横断 CT 扫描图

（示大脑后动脉的供应范围，细点示穿动脉区，黑斑示胼胝体压支，粗点示半球支区）

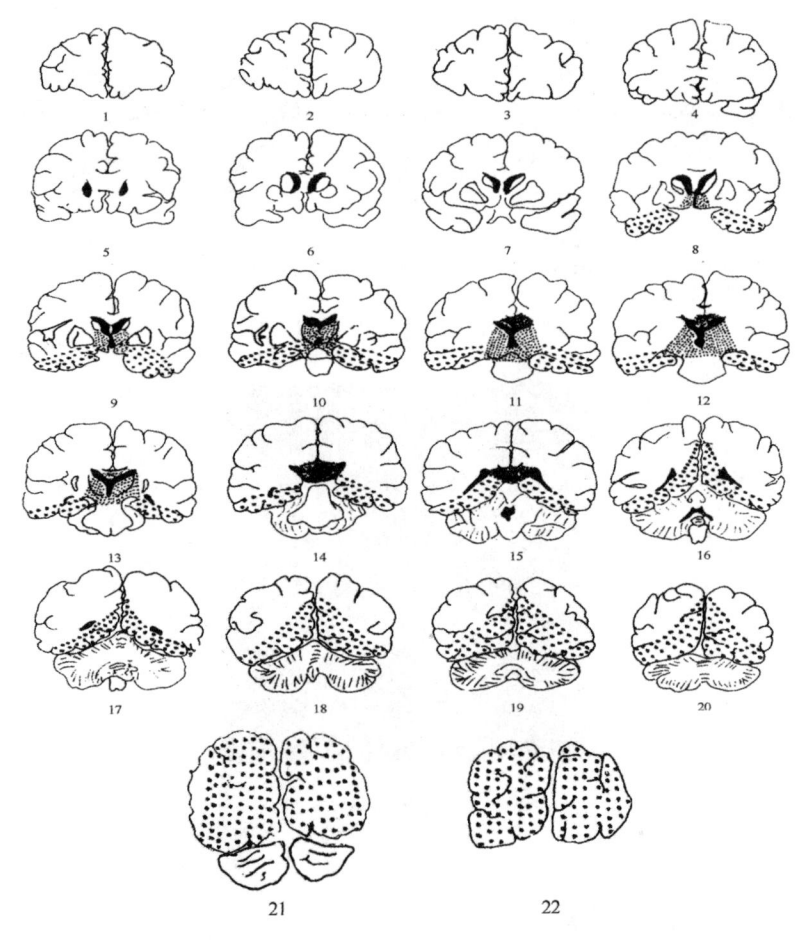

图 2-3-14 从前至后的冠状 CT 扫描图

(示大脑后动脉的供应范围，细点示穿动脉区，黑斑示胼胝体压支，粗点示半球支区)

(三) 大脑动脉环

大脑动脉环位于大脑底部，环绕视交叉、乳头体等，有成对的颈内动脉末端、大脑前动脉、后交通动脉和大脑后动脉，以及不成对的前交通动脉构成（图2-3-12），对脑血液供应的调节和代偿起重要作用。以种系发生为基础，可将大脑动脉环分成5型（图2-3-15），中国人以近代型为最多，占64.68%。临床观察表明，动脉环有变异者，其动脉瘤发生率比正常者高。CT轴位扫描，取与听眦线呈3°~5°角，基线上方25~35 mm层面可较完全显示大脑环。磁共振血管造影（MRA）可充分显示大脑动脉环

(图 2-3-16)，并可做任意角度旋转观察。

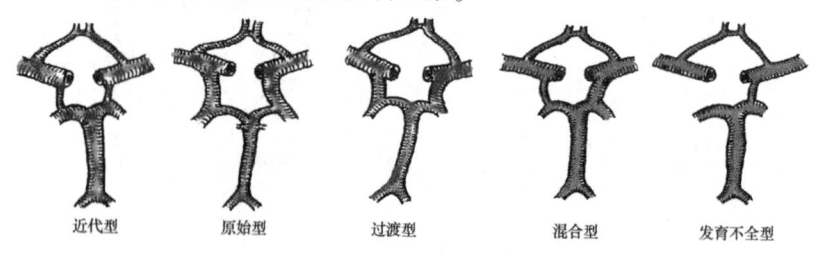

近代型　　原始型　　过渡型　　混合型　　发育不全型

图 2-3-15　大脑动脉环的类型

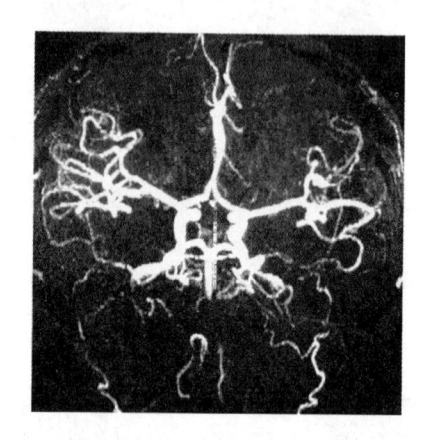

图 2-3-16　大脑动脉环 MRA

三、大脑的静脉

大脑的静脉分为浅、深两组。

（1）大脑浅静脉。大脑浅静脉汇集大脑皮质及其邻近髓质的静脉血。从皮质穿出的小静脉吻合成软脑膜静脉网，再汇集成大的静脉，在软脑膜走行一段距离后，穿出蛛网膜下隙注入硬脑膜静脉窦。

（2）大脑深静脉。大脑深静脉汇集基底核区、深部髓质及脑室旁的静脉血，其特点是从周围流向中央，最后集中于 Galen 静脉，注入直窦。

（3）脑底静脉环。脑底静脉环前方由前交通静脉连接左、右大脑前静脉，后方由后交通静脉连接左、右大脑脚静脉，两侧有左、右基底静脉等共同围成。比 Willis 环偏后，较深且范围大。脑底静脉环和大脑动脉环均是动静脉瘤的好发部位。

第四节 轴位、矢状和冠状断层解剖分析

一、轴位断层解剖

头部轴位断层重点是基底节区、鞍区、颅底、大脑、小脑、脑室与脑池。

（1）经中央旁小叶和中央沟的横断层。此断面主要为顶骨和大脑半球上部，枕叶未出现。额叶与顶叶之间的分界标志为中央沟，故在断面上准确识别中央沟对确认脑叶、脑沟和脑回具有重要意义。在横断层上根据以下几点可准确识别中央沟：①大部分的中央沟（87%）为一连续不中断的沟；②中央沟较深，自脑断面外缘中份处向后内延伸，弯曲走行，在其前方和后方可见中央前沟、中央后沟与之伴行；③中央前回厚于中央后回；④先通过位于大脑半球内侧面的扣带沟缘支辨认出中央旁小叶，再进一步辨认中央沟；⑤大脑白质的髓型有助于辨认中央沟（图2-4-1）。

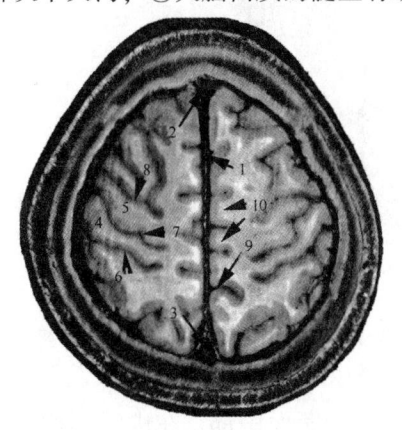

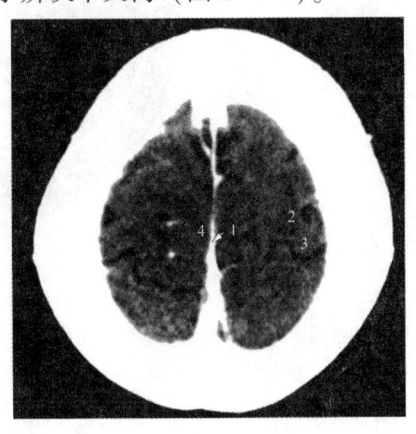

图 2-4-1 经中央旁小叶和中央沟的横断层

a. 标本（1. 大脑镰；2. 上矢状窦前份；3. 上矢状窦后份；4. 中央后回；5. 中央前回；6. 中央后沟；7. 中央沟；8. 中央前沟；9. 扣带沟缘支；10. 中央旁小叶前部）；b. CT图像（1. 大脑镰；2. 中央前回；3. 中央后回；4. 中央旁小叶）

影像解剖与临床应用

（2）经半卵圆中心的横断层。此断面经胼胝体上方，可见大脑半球的髓质形成半卵圆中心。此处的髓质成自三种纤维：①投射纤维，连接大脑皮质和皮质下诸结构，该层面呈扇形放射至各个脑叶，称辐射冠，辐射冠可分为额部、顶部、枕部和颞部；②联络纤维，连接本侧半球各皮质，人脑的联络纤维极为发达，与投射纤维和连合纤维相比，其数量最大；③连合纤维，连接左、右大脑半球的相应皮质区。半卵圆中心的纤维主要为有髓纤维，髓鞘含有较多的脂质，故在 MRI T_1 加权像上呈高信号，在 CT 图像上为低密度。脑内的脱髓鞘病变如多发性硬化、肾上腺脑白质营养不良及脑结节硬化症等，常于该区出现单发或多发病灶。

该层面大脑白质的髓型易于辨认，脑叶、脑沟和脑回的情况大致如下：大脑半球内侧面由前向后为额内侧回、中央旁沟、中央旁小叶、扣带沟缘支、楔前叶、顶枕沟和楔叶；大脑半球外侧面由前向后依次为额上回、额中回、中央前回、中央后回、缘上回、角回和枕叶（图2-4-2）。

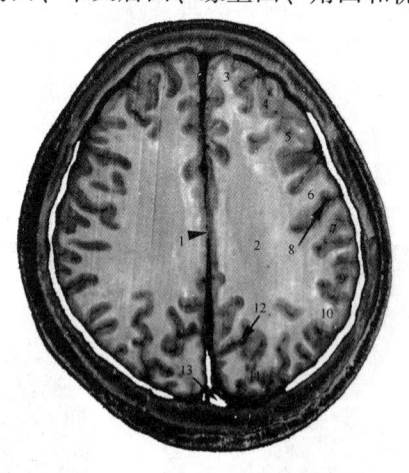

图 2-4-2 经半卵圆中心的横断层标本

1. 扣带回；2. 半卵圆中心；3. 额上回；4. 额中回；5. 额下回；6. 中央前回；7. 中央后回；8. 中央沟；9. 缘上回；10. 角回；11. 枕叶；12. 顶枕沟；13. 上矢状窦后份

（3）经胼胝体干的横断层。侧脑室位于断面中部，在中线的两侧呈"八"字形，分为前角、中央部和侧脑室三角区，可见其内侧的胼胝体和外侧的尾状核。尾状核紧贴侧脑室外侧壁，主要为尾状核体。胼胝体位居中线，在侧脑室之间，呈"工"字形，"工"字的两横伸入半球髓质内形成额钳和枕钳，侧脑室前角之间的部分为胼胝体膝，侧脑室三角区之间的部分为胼胝体压部。

大脑半球内侧面被胼胝体分成前、后两部，前部由前向后为额内侧回和扣带回；后部由前至后为扣带回、楔前叶、舌回和楔叶。端脑上外侧面的脑回由前至后依次为：额上回、额中回、额下回、中央前回、中央后回、缘上回、角回和枕叶外侧面（图2-4-3）。

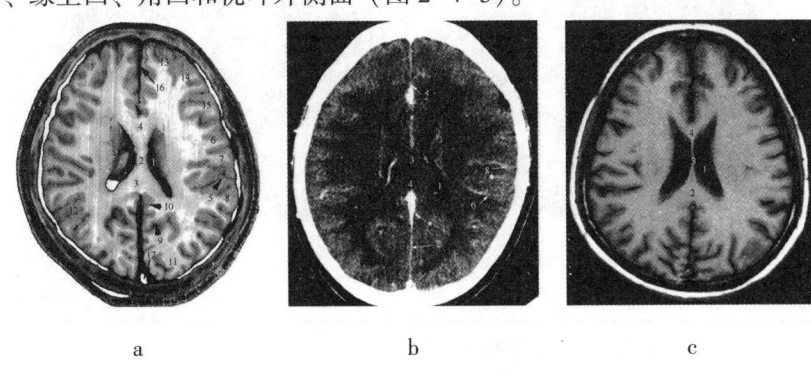

图2-4-3 经胼胝体干的横断层

a. 标本（1. 侧脑室；2. 胼胝体干；3. 胼胝体压部；4. 胼胝体膝；5. 外侧裂；6. 中央前回；7. 中央后回；8. 颞上回；9. 顶枕沟；10. 扣带回；11. 枕叶；12. 颞中回；13. 额上回；14. 额中回；15. 额下回；16. 大脑镰；17. 上矢状窦后份）；b. CT 图像（1. 侧脑室的三角区；2. 大脑镰前、后份；3. 胼胝体干；4. 胼胝体压部；5. 胼胝体膝；6. 外侧裂；7. 上矢状窦后份；8. 中央沟）；c. MRI T_1WI（1. 侧脑室；2. 胼胝体压部；3. 透明隔；4. 胼胝体膝）

（4）经胼胝体压部和侧脑室的横断层。此层面侧脑室位于断面中部，中线的两侧呈"八"字形，分为前角、中央部和后角。侧脑室前角的外侧壁为尾状核头，两侧前角之间为胼胝体膝，膝的后方为胼胝体干的下份，向后延续为胼胝体压部。背侧丘脑呈团块状，位于侧脑室中央部的内下方。尾状核和背侧丘脑的外侧是"><"形的内囊，内囊外侧为豆状核壳，壳的外侧为屏状核和岛叶，岛叶外侧的深沟为外侧沟（裂），其内有大脑中动脉的分支。后部的小脑幕呈"V"字形，小脑幕与后方的大脑镰连接呈"高脚杯"状，杯内结构是小脑蚓。

大脑半球内侧面前部可见额内侧回和扣带回，大脑半球内侧面后部可见扣带回峡、楔叶和舌回。大脑半球外侧面的脑回由前向后依次为额上回、额中回、额下回、中央前回、中央后回、颞上回、颞中回和枕叶外侧面。距状沟和视辐射的出现是此断层的重要特点（图2-4-4）。

影像解剖与临床应用

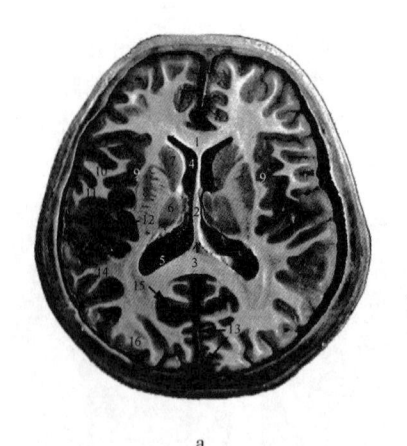

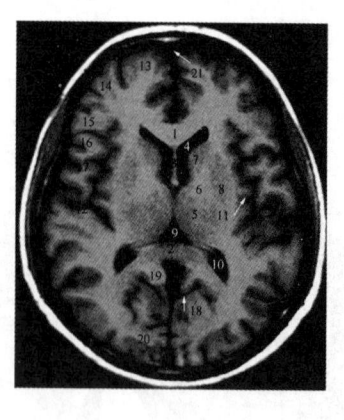

图 2-4-4 经胼胝体压部和侧脑室的横断层

a. 标本（1. 胼胝体膝；2. 透明隔；3. 胼胝体压部；4. 侧脑室中央部；5. 侧脑室三角区；6. 背侧丘脑；7. 尾状核头；8. 豆状核；9. 岛叶皮质；10. 中央前回；11. 中央后回；12. 外侧裂后升支；13. 大脑镰和上矢状窦后份；14. 角回；15. 距状沟前份；16. 枕叶）；b. MRI T_1WI（1. 胼胝体膝；2. 胼胝体压部；3. 透明隔；4. 侧脑室前角；5. 背侧丘脑；6. 内囊膝部；7. 尾状核头；8. 豆状核；9. 帆间池；10. 侧脑室三角区；11. 岛叶皮质；12. 外侧裂；13. 额上回；14. 额中回；15. 额下回；16. 中央前回；17. 中央后回；18. 距状沟前份；19. 扣带回峡；20. 楔叶；21. 上矢状窦前份）

（5）经第三脑室上份和基底核的横断层。第三脑室居两侧背侧丘脑之间，其后方为缰三角、缰连合、松果体和大脑大静脉池。尾状核、背侧丘脑与豆状核之间为内囊，可见内囊前肢，位于尾状核头与豆状核之间，内囊后肢位于背侧丘脑和豆状核之间，内囊膝位于内囊前、后肢之间。尾状核头位于侧脑室前角的外侧，近似倒"八"字形。背侧丘脑为较大的灰质核团，居第三脑室两侧，其前外侧有豆状核，呈三角形，外侧大部称壳，内侧两部合称苍白球。壳的外侧可见条纹状前后走行的薄层灰质为屏状核，壳和屏状核之间的白质是外囊；屏状核外侧的灰质为岛叶皮质，屏状核和岛叶皮质之间的薄层白质为最外囊。岛叶的外侧为外侧裂，外侧裂的外侧为岛盖（图 2-4-5）。

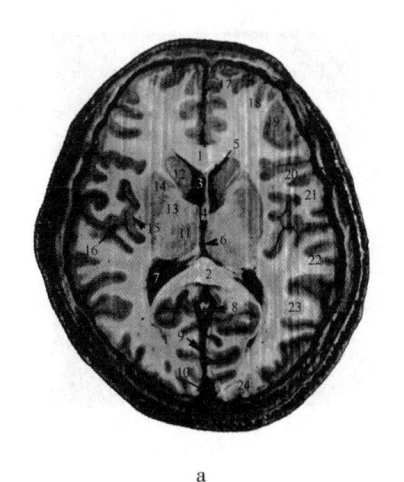

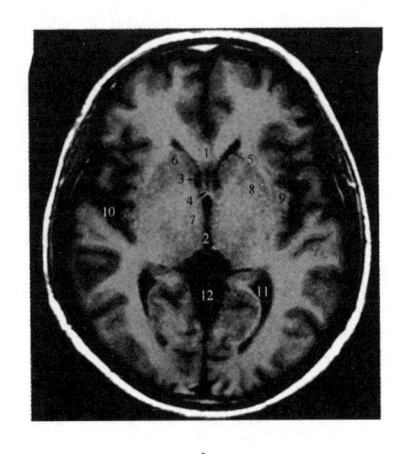

图 2-4-5 经第三脑室和基底核的横断层

a. 标本（1. 胼胝体膝；2. 胼胝体压部；3. 透明隔；4. 穹隆；5. 侧脑室前角；6. 第三脑室；7. 侧脑室三角区；8. 小脑幕；9. 大脑镰；10. 上矢状窦后份；11. 背侧丘脑；12. 尾状核头；13. 内囊后肢；14. 豆状核；15. 岛叶皮质；16. 外侧裂；17. 额上回；18. 额中回；19. 额下回；20. 中央前回；21. 中央后回；22. 颞上回；23. 颞中回；24. 枕叶）；b. MRI T$_1$WI（1. 胼胝体膝；2. 第三脑室；3. 透明隔；4. 穹隆；5. 侧脑室前角；6. 尾状核头；7. 背侧丘脑；8. 豆状核；9. 岛叶；10. 外侧裂；11. 侧脑室三角区；12. 小脑）

（6）经中脑的横断层。中脑位居断面中央，其后部左、右稍隆起者为上丘，中脑水管形似针孔样位于顶盖的前方，黑质颜色较深位于前外，红核位于黑质的后内侧，黑质的前外侧为中脑大脑脚的脚底纤维。大脑断面前移，大脑外侧沟分隔前方的额叶及后方的颞叶，前方的额叶位于大脑纵裂的两侧，颞叶位于断层左、右两侧，小脑的断面位于颞叶的后内侧。前连合位于大脑纵裂和第三脑室之间，前连合左右对称，中部纤维聚集成束，两端分别向前、后放散，整体上呈"H"字形。侧脑室前角外侧可见尾状核，尾状核头和壳部分相连，其外侧可见屏状核和岛叶。侧脑室下角位于颞叶内，略成弧形裂隙，前壁可见尾状核尾，后内侧壁为海马。小脑断面增大形似扇形，中间为小脑蚓，两侧为小脑半球，小脑幕呈"八"字形位于颞叶和小脑之间，前方邻近海马旁回、枕颞内侧回和枕颞外侧回（图 2-4-6）。

影像解剖与临床应用

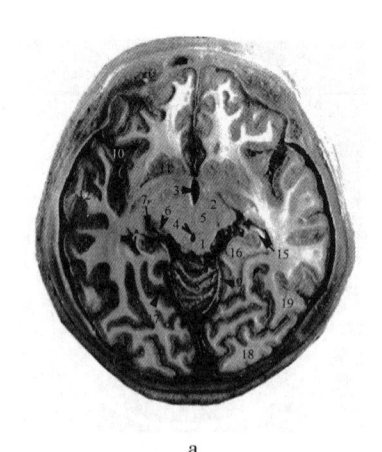

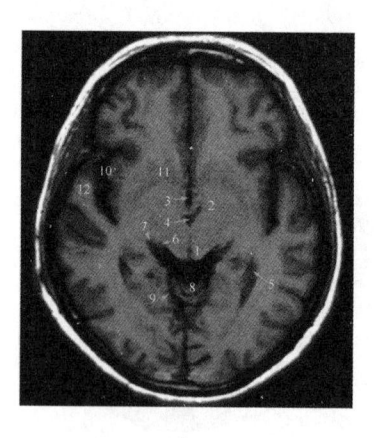

图 2-4-6 经中脑的横断层

a. 标本（1. 中脑上丘；2. 黑质；3. 第三脑室下份；4. 中脑水管；5. 红核；6. 内侧膝状体；7. 外侧膝状体；8. 小脑蚓；9. 小脑幕；10. 外侧裂；11. 豆状核；12. 颞上回；13. 颞中回；14. 颞下回；15. 海马；16. 海马旁回；17. 距状沟；18. 枕叶；19. 颞下回）；b. MRI T_1WI（1. 中脑；2. 黑质；3. 第三脑室下份；4. 脚间池；5. 侧脑室的三角区；6. 内侧膝状体；7. 外侧膝状体；8. 小脑蚓；9. 小脑幕；10. 外侧裂；11. 尾状核头；12. 颞上回）

（7）经鞍上池的横断层。鞍上池为 CT 和 MRI 等影像学用语，位于蝶鞍上方，是交叉池、外侧沟池、脚间池或桥池在轴位扫描时的共同显影。因扫描层面的不同和年龄及个体差异的影响，鞍上池可呈现为六角形、五角形和四角形等不同形态。此断层中部可见鞍上池为五角星状，由前方的大脑纵裂池、前外侧的外侧裂池、后外侧的环池、中央的交叉池和后方的桥池组成。池内由前向后可见视交叉、漏斗和基底动脉，外侧裂池的内侧份可见颈内动脉的末端和进入外侧裂池的大脑中动脉以及向后内侧走行的后交通动脉，基底动脉末端发出走向环池的大脑后动脉和该动脉后下方的动眼神经。视交叉前方额叶的断面进一步缩小，可见内侧的直回和外侧的眶回；鞍上池两侧可见颞叶的断面，与额叶之间共同隔以蝶骨小翼和外侧沟；鞍上池后方为脑桥，脑桥后方为小脑，二者之间为第四脑室，小脑与颞叶之间隔以小脑幕。杏仁体在钩的深面，居侧脑室下角的前方（图 2-4-7）。

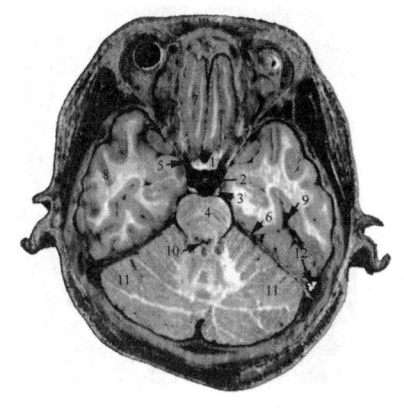

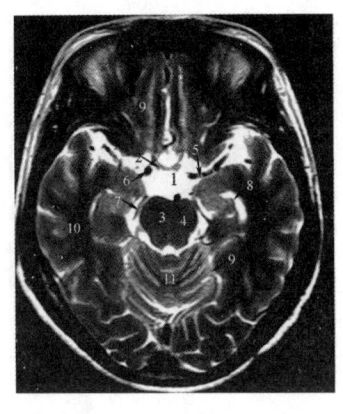

图 2-4-7 经鞍上池的横断层

a. 标本（1. 视神经和视交叉；2. 漏斗；3. 动眼神经；4. 脑桥；5. 颈内动脉末端；6. 小脑幕；7. 嗅束沟；8. 颞叶；9. 侧脑室下角；10. 第四脑室；11. 小脑半球；12. 乙状窦）；b. MRI T₁WI（1. 鞍上池；2. 视交叉；3. 脑桥；4. 脑桥核；5. 大脑中动脉；6. 颈内动脉末端；7. 大脑后动脉；8. 侧脑室下角；9. 舌回和视辐射；10. 听辐射；11. 小脑蚓）

（8）经垂体的横断层。垂体位于断面中央，其前方可见视神经的末端和视交叉，紧贴视神经两侧的圆形断面为颈内动脉。视神经前方可见额叶断面，嗅束沟内侧的为直回，外侧为眶回。垂体两侧可见海绵窦的断面，其外侧为颞叶，仍可见侧脑室下角位于颞叶内，其前壁可见一灰质核团即杏仁体，位于钩的深面。垂体前方为垂体柄，垂体后方为鞍背，脑桥位于鞍背后方，可见基底动脉行于基底动脉沟内，其两侧为颞骨岩部。小脑位于脑桥背侧，其内可见齿状核，第四脑室位于脑桥和小脑之间。三叉神经根附于脑桥基底部和小脑中脚之间，行向前外。小脑与颞叶之间隔以颞骨岩部和前方的小脑幕（图2-4-8）。

（9）经海绵窦和桥小脑角池的横断层。蝶鞍两侧为海绵窦，海绵窦的外侧为颞叶，二者之间隔以海绵窦外侧壁，颈内动脉穿行于海绵窦内，眼神经于海绵窦的外侧壁由后向前穿行。断面前部可见额叶的小断面，额叶前方可见横行的骨性腔隙即额窦，中间有骨板分隔。二者外侧为尖朝向后内的锥形眶腔，眶尖处连视神经管，可见视神经的断面。脑桥位于鞍背后方，可见基底动脉行于基底动脉沟内，其两侧为颞骨岩部。脑桥、小脑和颞骨岩部之间为桥小脑角池，其内可见面神经和前庭蜗神经进入内耳门。小脑位于脑桥背侧近似哑铃形，中线两侧的结构为小脑扁桃体。小脑与颞骨岩部之间可见乙状窦（图2-4-9）。

影像解剖与临床应用

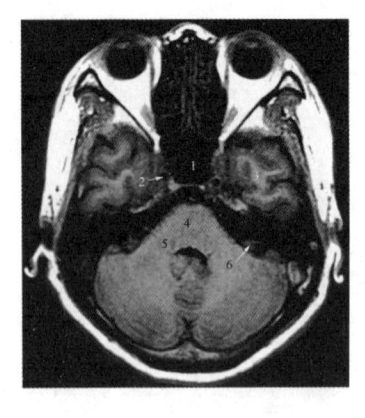

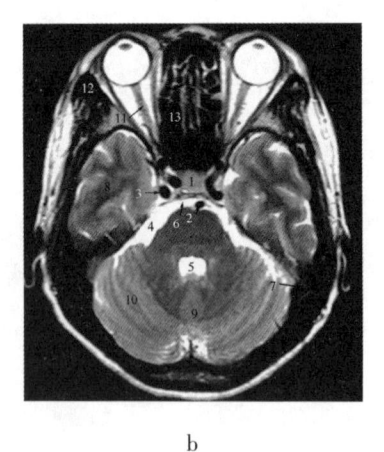

图 2-4-8 经垂体的横断层

a. MRI T₁WI（1. 垂体；2. 颈内静脉；3. 颞叶；4. 脑桥；5. 小脑中脚；6. 绒球）；b. MRI T₂WI（1. 垂体；2. 基底动脉；3. 颈内动脉；4. 桥池；5. 第四脑室；6. 小脑上动脉；7. 乙状窦；8. 颞叶；9. 小脑蚓；10. 小脑半球；11. 视神经；12. 颧骨；13. 筛骨迷路）

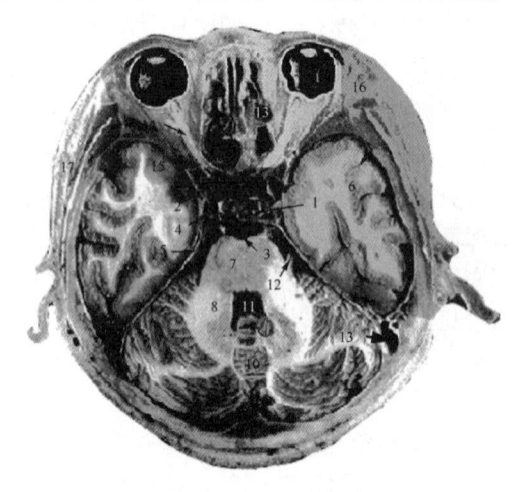

图 2-4-9 经海绵窦和桥小脑角池的横断层标本

1. 鞍背；2. 颈内动脉；3. 基底动脉；4. 眼神经；5. 小脑幕；6. 颞叶；7. 脑桥；8. 小脑中脚；9. 小脑半球；10. 小脑蚓；11. 第四脑室；12. 三叉神经根；13. 乙状窦；14. 视神经；15. 视神经管；16. 颧骨；17. 颞筋膜和颞肌

— 52 —

（10）经颈动脉管和下颌头的横断层。蝶骨体占据断面的中心部位，内部可见蝶窦的断面，中间有矢状位的骨板分隔。前部正中为前后走行的鼻中隔，鼻中隔两侧为大小不等、形态各异呈蜂窝状的筛窦。鼻腔两侧可见左、右对称的圆形眼球断面位于锥形眶腔内，眼球后部正中的条索状断面为视神经，向眶尖走行，眶内侧壁为菲薄的筛骨迷路的眶板。眶外侧壁由颧骨和蝶骨大翼构成，眶尖处为视神经管，紧贴眶的内、外侧壁可见呈"V"字形的内、外直肌断面，眶腔内可见眶脂体。蝶窦两侧依次可见颞叶、颞骨鳞部和颞肌的断面。蝶窦后壁为枕骨基底部，两侧与颞骨岩部相连，岩部内可见由前内至后外的颈动脉管和管内的颈内动脉，颈动脉管的后外侧为中耳鼓室，隔鼓膜和外耳道相邻。鼓室和外耳道的前方为下颌头以及下颌窝和关节结节共同构成的颞下颌关节。岩部后外侧的乳突部骨内可见乳突小房。颅后窝内有近似圆形的延髓断面及其前方的椎动脉，延髓的后外侧为小脑的断面，两侧小脑的外侧可见乙状窦的断面，其前端与颈静脉窝相连（图2-4-10）。

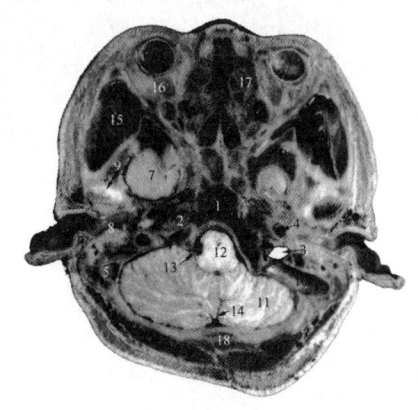

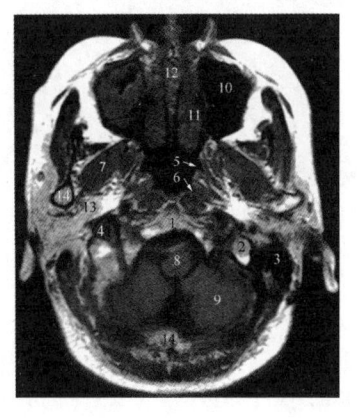

图2-4-10 经颈动脉管的横断层

a. 标本（1. 枕骨基底部；2. 颈动脉管和颈内动脉；3. 颈静脉孔；4. 颈动脉管外口；5. 乙状窦；6. 蝶骨大翼；7. 颞叶；8. 外耳道；9. 下颌头 10. 乙状窦沟；11. 小脑半球；12. 延髓；13. 舌咽神经；14. 小脑溪；15. 颞肌；16. 眶尖和眼球外肌；17. 筛骨迷路；18. 枕内嵴）；b. MRI T_1WI（1. 枕骨基底部；2. 颈静脉孔；3. 乳突小房；4. 颈内静脉；5. 咽鼓管咽口；6. 咽隐窝；7. 翼外肌；8. 延髓；9. 小脑半球；10. 上颌窦；11. 下鼻甲；12. 鼻中隔；13. 颈动脉管和颈内动脉；14. 枕内嵴）

(11) 经颞下颌关节的横断层。此断层前部正中可见条纹状的鼻中隔，两侧为大小不等、形态各异的筛窦。筛窦两侧为眶腔的断面，前方为圆形的眼球，眼球内侧可见内直肌的断面。筛窦后方可见蝶窦和蝶骨大翼的断面，蝶骨大翼上可见卵圆孔和棘孔，分别有下颌神经和脑膜中动脉通过，外侧可见咀嚼肌的断面。蝶窦后方为枕骨基底部和枕骨大孔，孔内可见圆形的延髓和后外侧的小脑扁桃体。枕骨基底部两侧可见位于后方的颈静脉孔内的颈内静脉和该静脉前方颈动脉管外口内的颈内动脉。颈内动脉和颈内静脉的前外侧可见颞下颌关节的断面（图2-4-11）。

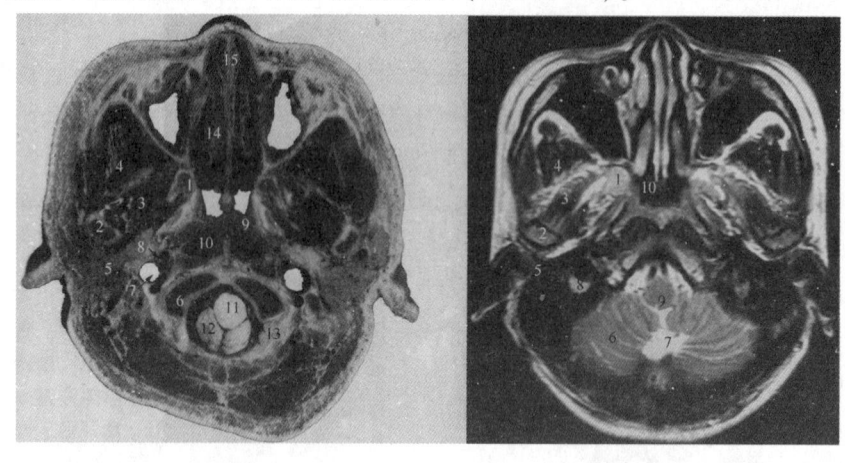

图 2-4-11 经下颌头的横断层

a. 标本（1. 翼突外侧板；2. 下颌头；3. 翼外肌；4. 颞肌；5. 腮腺；6. 枕骨枕髁；7. 颈静脉孔；8. 颈内动脉；9. 咽隐窝；10. 头长肌和颈长肌；11. 延髓；12. 小脑扁桃体；13. 椎动脉；14. 下鼻甲；15. 鼻中隔）；b. MRI T$_2$WI（1. 翼突外侧板；2. 下颌头；3. 翼外肌；4. 颞肌；5. 外耳道；6. 小脑半球；7. 小脑延髓池；8. 颈静脉孔；9. 延髓；10. 咽隐窝）

二、矢状断层解剖

颅脑从正中，到旁正中，到经海马和眼球矢状位，共4个层面。

（1）颅脑的正中矢状断层。胼胝体居间脑的上方，其上方的胼胝体沟内有大脑前动脉的主干走行。胼胝体的嘴、膝、干与穹隆之间为透明隔，胼胝体压部的后方，左、右侧大脑内静脉合成大脑大静脉，大脑大静脉向后注入直窦。胼胝体嘴的后下方为前连合和终板，它们构成第三脑室前壁；缰连合、松果体和后连合组成第三脑室的后壁；上壁被脉络丛和丘脑髓纹所覆盖；下壁自前向后为视交叉、漏斗、灰结节和乳头体；丘脑间黏合连结于两侧壁间。下丘脑沟将第三脑室分为上、下两部分，沟的前端借室间孔通侧脑室，后端经中脑水管通第四脑室。脑干的腹侧自上而下可见交叉池、脚间池、桥池和延池。原裂清晰地将小脑分隔成前叶和后叶，小脑扁桃体的下方为小脑延髓池。小脑幕分隔了上方的端脑枕叶与下方的小脑和脑干。大脑镰的前端附着于鸡冠，向后逐渐增宽连于小脑幕的中央部，其上、下缘的空腔分别为上矢状窦和下矢状窦，上矢状窦直通窦汇，下矢状窦汇入直窦。斜坡下缘为枕骨大孔前缘，是颅腔和椎管的分界。与胼胝体沟平行的是扣带沟，它起自胼胝体嘴的下方，大部分不连贯，由前向后走行发出中央旁沟和缘支。扣带沟与胼胝体沟之间为扣带回。中央沟恰位于扣带沟缘支的前方，由此确定中央旁小叶的前、后部和额、顶叶的分界。距状沟几乎与小脑幕平行走向，分隔了楔叶和舌回。在室间孔的前方，穹隆柱向后上延续成穹隆体（图2-4-12）。

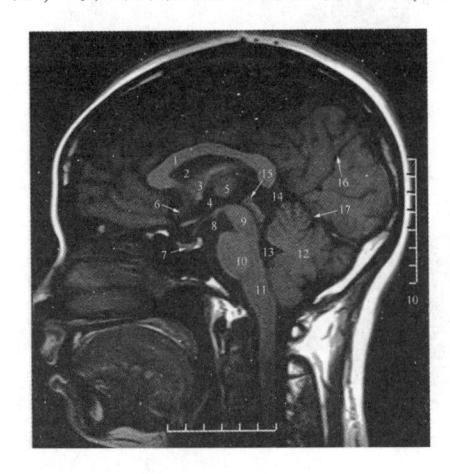

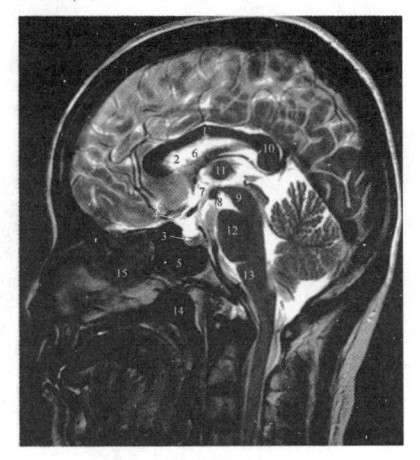

图 2-4-12 颅脑正中矢状断层

a. MRI T$_1$WI（1. 胼胝体；2. 透明隔；3. 穹隆；4. 第三脑室；5. 背侧丘脑；6. 终板；7. 垂体；8. 脚间池；9. 中脑；10. 脑桥；11. 延髓；12. 小脑；13. 第四脑室；14. 大脑大静脉池；15. 松果体；16. 顶枕沟；17. 小脑幕）；b. MRI T$_2$WI（1. 胼胝体；2. 透明隔；3. 垂体；4. 视交叉；5. 蝶窦；6. 穹隆；7. 灰结节；8. 乳头体；9. 中脑；10. 大脑内静脉；11. 背侧丘脑；12. 脑桥；13. 延髓；14. 软腭；15. 鼻中隔）

（2）颅脑的旁正中矢状断层。扣带沟仍清晰可见，扣带沟缘支的前方为中央旁小叶。顶枕沟和距状沟亦可辨认。两沟之间为楔叶，顶枕沟的前方为楔前叶，距状沟的下方为舌回。胼胝体的下方侧脑室的大部分已经出现，其弯曲和胼胝体一致。

尾状核、苍白球与背侧丘脑之间的白质是内囊膝，向前突入尾状核头和苍白球之间的白质为内囊前肢，背侧丘脑外侧的纤维为内囊后肢。内囊纤维向下集中形成大脑脚底，位于黑质腹侧，经脑桥基底部续于延髓的锥体。小脑幕前缘为小脑幕切迹，后缘续于横窦。小脑幕的上方邻大脑枕叶。小脑幕下方，右侧的小脑中脚连于脑桥和小脑之间，小脑白质内埋藏着齿状核。大脑脚外侧隔环池与钩相邻，小脑幕切迹疝时，钩即由此处疝入颅后窝。迂曲走行的颈内动脉（海绵窦段）穿行于海绵窦内，位于钩的前下方。右侧额窦和筛窦的前、中群呈漏斗状开口于中鼻道。3个鼻甲的残缘和其下方的3个鼻道仍清晰可辨（图2-4-13）。

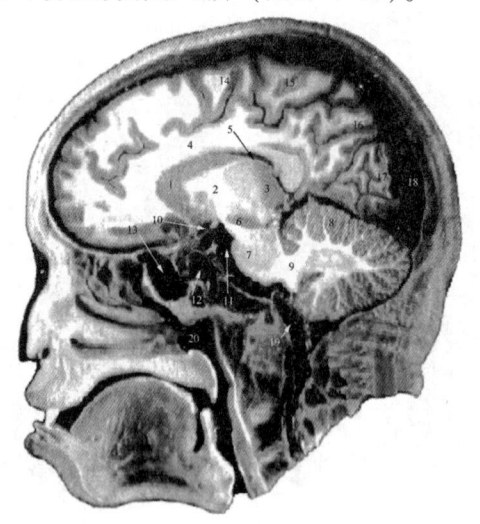

图2-4-13　颅脑旁正中矢状断层标本

1.尾状核；2.内囊膝；3.背侧丘脑；4.胼胝体干；5.穹隆；6.黑质；7.脑桥；8.小脑半球；9.小脑中脚；10.视神经；11.大脑后动脉；12.颈内动脉；13.蝶窦；14.中央前回；15.中央后回；16.楔前叶；17.楔叶；18.上矢状窦；19.椎动脉；20.鼻咽部

（3）经侧脑室下角和海马的矢状断层。侧脑室下角位于颞叶内，由前下斜上后上。海马位于侧脑室下角的底壁。大脑半球内出现大片髓质，皮质相对较少，大脑沟与大脑回主要位于半球周缘。中央沟位于半球上缘中份稍偏后，沟内可见壁间回，有与之伴行的中央前、后沟。顶枕沟仍存在，是顶叶和枕叶的分界标志。壳后方的白质是内囊后肢，有听辐射经过。侧脑室下角下方的横沟为侧副沟，沟的下方是枕颞内侧回。大脑外侧裂分开额叶和颞叶，裂内有大脑中动脉的分支。颞极深面的白质内有一圆形灰质团块，即杏仁体，它向后连尾状核尾。小脑上方隔小脑幕与枕叶相邻，后上方为横窦，前下方为乙状窦（图2-4-14）。

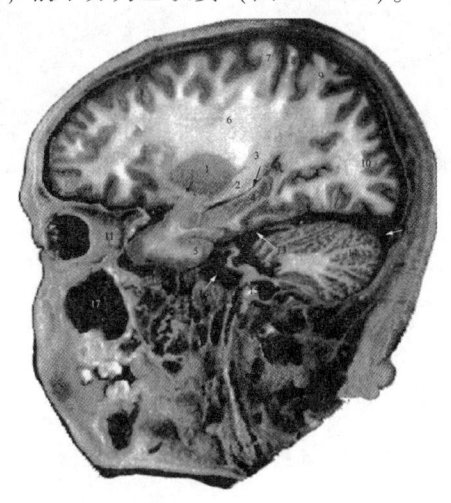

图2-4-14　经侧脑室下角和海马的矢状断层标本

1. 豆状核；2. 听辐射；3. 侧脑室下角；4. 海马；5. 钩；6. 辐射冠；7. 中央前回；8. 中央后回；9. 顶下小叶；10. 楔叶；11. 眶脂体；12. 横窦；13. 小脑幕；14. 小脑半球；15. 颈内静脉；16. 颈内动脉；17. 上颌窦；18. 蝶骨大翼

（4）经外侧裂和中央沟的矢状断层。此断面可见外侧裂正对蝶骨小翼斜向后上方，外侧裂后上方的脑回为缘上回，缘上回前上方依次可见中央后沟、中央后回、中央沟、中央前回、中央前沟、额中回和额下回。中央沟内可见壁间回，有中央前、后沟与之伴行并且中央前回的髓突粗大，这有助于识别中央沟。颞叶出现颞上、下沟及颞横回，颞上、中、下回。围绕于颞上沟后方的为角回（图2-4-15）。

影像解剖与临床应用

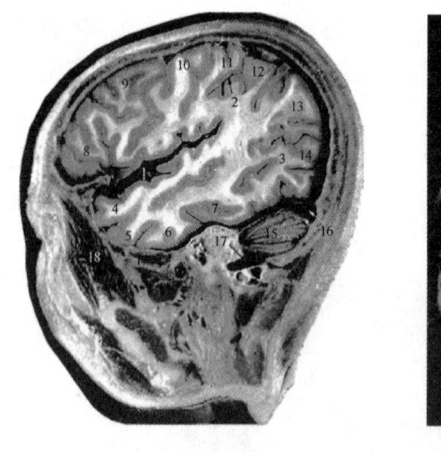

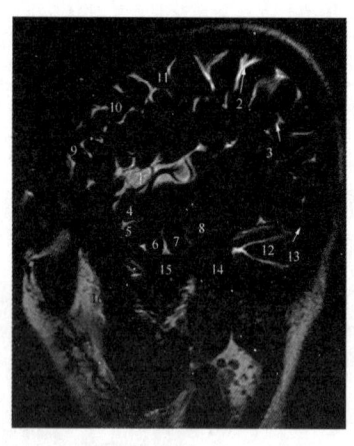

　　　　　　a　　　　　　　　　　　　　　　b
图 2-4-15　经外侧裂和中央沟的矢状断层

　　a. 标本（1. 外侧裂；2. 中央后沟；3. 颞上沟；4. 颞上回；5. 颞中回；6. 颞下回；7. 枕颞内侧回；8. 额下回；9. 额中回；10. 中央前回；11. 中央后回；12. 缘上回；13. 角回；14. 枕叶；15. 小脑半球；16. 横窦；17. 乙状窦；18. 颞肌；19. 蝶骨大翼）；b. MRI T$_1$WI（1. 外侧裂；2. 中央沟；3. 缘上回；4. 颞上回；5. 颞中回；6. 颞下回；7. 枕颞外侧回；8. 枕颞内侧回；9. 额下沟；10. 额中回；11. 额中回后部；12. 小脑半球；13. 横窦；14. 颞骨岩部；15. 蝶骨大翼；16. 颞肌）

三、冠状断层解剖

　　选取 5 个主要断层，含窦口鼻道复合体、口腔腺和垂体。

　　（1）经额叶前极、眶腔、鼻腔和口腔的冠状断层。此断面上的颅腔由额骨围成，大脑镰上份包含上矢状窦，下端附着于筛板上的鸡冠。端脑额叶被切及，其内侧面为额内侧回，上外侧面由上而下排列着额上、中、下回，下面嗅束沟尚看不到，只可见眶回。额窦位于鸡冠的外侧，左、右大小对称。额窦的外下为眶腔和位于眶腔内的眼球和眼副器，眶内出现眼球后份，由巩膜、脉络膜、视网膜和玻璃体组成，眼球周围可见眼球外肌的断面，眼上静脉和泪腺则分别居眼球的内上方和外上方。眼球周围有眶脂体的充填（图 2-4-16）。

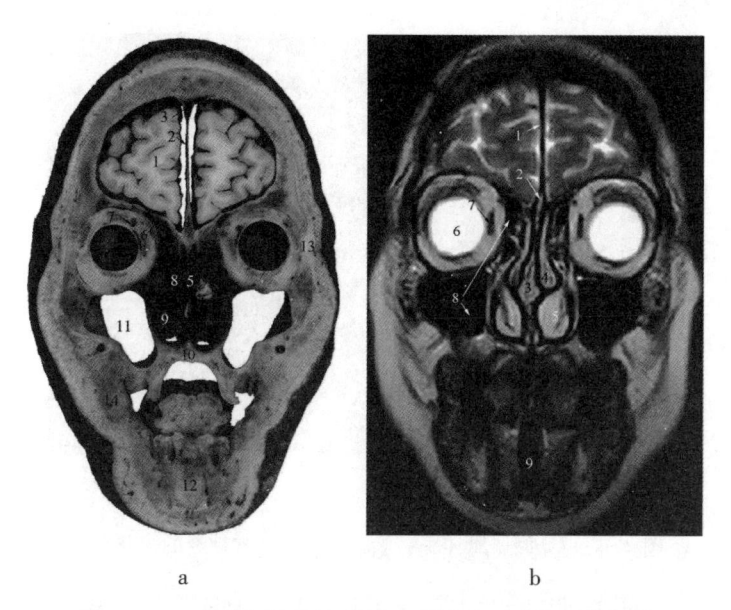

图 2-4-16 经额叶丽极、眶腔、鼻腔和口腔的冠状断层

a. 标本（1. 额叶前极；2. 大脑镰；3. 上矢状窦；4. 鸡冠；5. 鼻中隔；6. 上斜肌；7. 眼上静脉；8. 中鼻甲；9. 下鼻甲；10. 硬腭；11. 上颌窦；12. 下颌骨下颌体；13. 颧骨；14. 颊肌）；b. MRI T$_2$WI [1. 大脑镰；2. 鸡冠；3. 鼻中隔；4. 中鼻甲；5. 下鼻甲；6. 眼球（玻璃体）；7. 内直肌；8. 筛骨迷路筛小房和上颌窦；9. 下颌体]

（2）经胼胝体膝、侧脑室前角和视神经管的冠状断层。胼胝体膝和尾状核头出现，两者之间为侧脑室前角。胼胝体膝上方为扣带回和额内侧回；下方为直回和眶回，两者借嗅束沟分开，嗅束沟下方为三角形的嗅束断面。端脑白质为半卵圆中心的前份，它向外上方发出 3 个髓突，分别进入额上回、额中回和额下回。外侧沟分开上方的额叶和下方的颞叶，外侧沟内上为岛叶。

前床突被切及，其内侧为视神经管及其内的视神经，外下方为眶上裂，内可见动眼神经、滑车神经、展神经和眼神经的断面。

鼻咽部出现于断层中央，其上方可见蝶骨体和蝶窦的前份，鼻咽部的两侧可见翼突及翼突外下的颞下窝，窝内可见翼内肌、翼外肌、翼静脉丛、上颌动脉及其分支、下颌神经及其分支。颞肌位于颞窝内，咬肌则位于下颌角的外侧。口腔内的主要器官为舌，其外下方为位于下颌下三角内的下颌下腺及下颌下腺周围的面动、静脉和下颌下淋巴结等（图 2-4-17）。

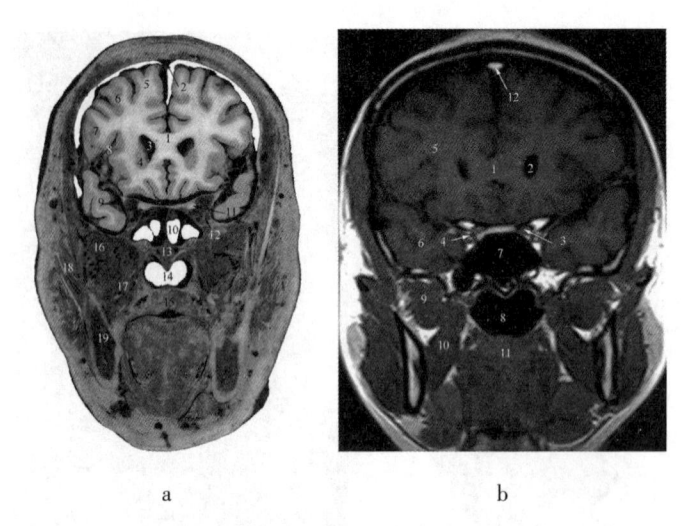

图 2-4-17 经胼胝体膝、侧脑室前角和视神经的冠状断层

a. 标本（1. 胼胝体膝；2. 上矢状窦；3. 侧脑室前角；4. 尾状核头；5. 额上回；6. 额中回；7. 额下回；8. 外侧裂和岛叶；9. 颞叶前极；10. 蝶窦；11. 视神经；12. 蝶骨大翼；13. 蝶骨体；14. 鼻咽部；15. 软腭；16. 翼外肌；17. 翼内肌；18. 颞肌；19. 下颌支）；b. MRI T$_1$WI（1. 胼胝体膝；2. 侧脑室前角；3. 视神经；4. 眶尖和眼球外肌；5. 额下回；6. 颞叶前极；7. 蝶窦；8. 鼻咽部；9. 翼外肌；10. 翼内肌；11. 软腭；12. 上矢状窦）

（3）经视交叉和垂体的冠状断层。蝶鞍区在两侧颞叶之间，额叶的下方，垂体居其中心，视交叉在垂体上方，漏斗自视交叉后方伸出，向下续于垂体柄，后者穿过鞍膈的膈孔连于垂体。在 MRI 图像上，视交叉、垂体柄与垂体三者的影像相互连接而成"工"字形外观。垂体的两侧为海绵窦中段，颈内动脉的海绵窦段穿行其中，其外侧壁由上而下依次排列着动眼神经、滑车神经、眼神经和上颌神经，展神经则居颈内动脉和眼神经之间。左侧下颌神经从三叉神经节下方发出，穿经卵圆孔，进入颞下窝。

大脑半球外侧面借外侧沟分为上方的额叶和下方的颞叶。额叶自上而下表现为额上回、额中回和额下回，额中回已接近后部，为书写中枢；额下回为岛盖部，与额下回的三角部合称 Broca 区，为说话中枢。颞叶表现为颞上、中、下回和位于蝶鞍两侧的钩，钩周围的皮质又称内嗅区，为嗅觉皮质。胼胝体干出现，构成侧脑室的顶。透明隔连于胼胝体嘴、膝与干之间，胼胝体嘴的下方为胼胝体下区。胼胝体下回和终板旁回合称隔区。尾状核构成侧脑室的外下壁，其与壳之间为内囊前肢。伏隔核位于尾状核头的内下方，并与其相连，它是腹侧纹状体的一部分，与某些药物的成瘾有关（图 2-4-18）。

第二章 头部影像解剖与临床应用

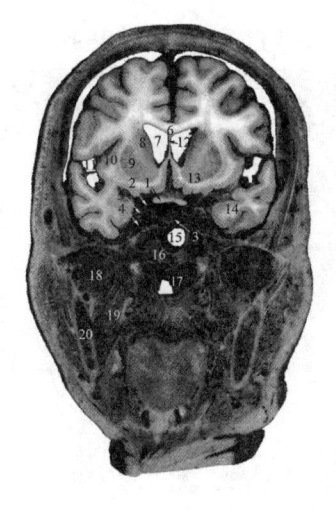

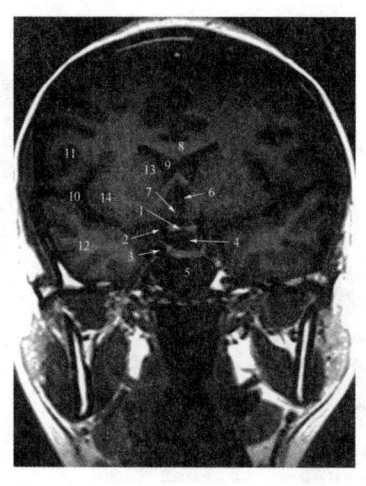

a   b

图 2-4-18　经视交叉和垂体的冠状断层

a. 标本（1. 视交叉；2. 颈内动脉交叉池段；3. 垂体；4. 颈内动脉海绵窦段；5. 动眼神经；6. 胼胝体干；7. 侧脑室前角；8. 尾状核头；9. 豆状核；10. 岛叶皮质和最外囊；11. 外侧裂；12. 透明隔；13. 胼胝体下区；14. 海马旁回；15. 蝶窦；16. 蝶骨体；17. 鼻咽部；18. 翼外肌；19. 翼内肌；20. 下颌支）；b. MRI T$_1$WI（1. 视交叉；2. 颈内动脉交叉池段；3. 颈内动脉海绵窦段；4. 鞍上池；5. 蝶窦；6. 第三脑室；7. 嗅三角；8. 胼胝体干；9. 侧脑室前角；10. 外侧裂；11. 额下回；12. 颞中回；13. 尾状核头；14. 岛叶皮质）

（4）经锥体束的冠状断层。锥体束为从中央前回、中央旁小叶前部发出经内囊后肢和内囊膝部并经中脑的大脑脚和脑桥基底部下行的纤维束。大脑半球上外侧面借外侧裂分为上方的顶叶、下方的颞叶和内侧的岛叶。外侧裂上方的脑实质内三个大的髓突分别突入额上回、中央前回和中央后回。该层面是识别中央沟的典型层面，亦是识别脑叶、脑沟和脑回的关键层面。颞叶的外侧面上有颞上回、颞中回和颞下回，颞上回的外侧沟面可见颞横回，为听觉中枢。颞叶的底面由外向内依次可见枕颞外侧回、枕颞沟、枕颞内侧回和海马旁回。侧脑室中央部居胼胝体干下方，借室间孔通连第三脑室，其外下壁可见尾状核体。侧脑室下角位于颞叶内，其上方可见听辐射投射至颞横回，其内下壁上的隆起为海马。豆状核由壳和苍白球组成，其外侧薄层的灰质为屏状核，它将豆状核与岛叶之间的白质分为外囊和最外囊。红核位于上丘平面居底丘脑核和黑质的内侧。小脑幕下外缘附着于颞骨岩部，上内侧缘游离，为小脑幕切迹，恰在中脑大脑脚两侧，

— 61 —

其上方为海马旁回，小脑幕下方为颅后窝，内有脑桥（图 2-4-19）。

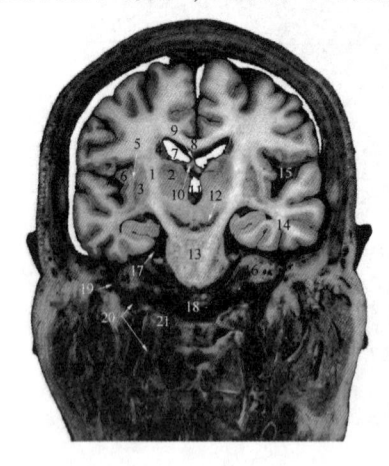

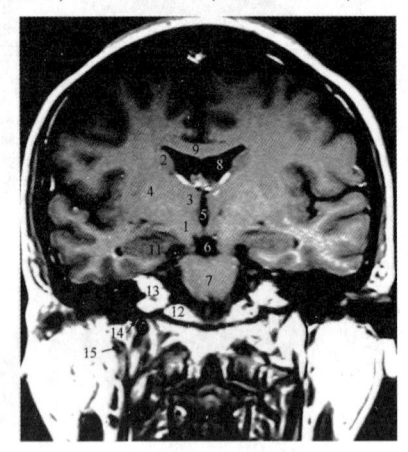

图 2-4-19 经锥体束的冠状断层

a. 标本（1. 锥体束；2. 背侧丘脑；3. 豆状核；4. 尾状核体；5. 屏状核；6. 岛叶皮质；7. 侧脑室中央部；8. 胼胝体干；9. 透明隔；10. 穹窿；11. 第三脑室；12. 黑质；13. 脑桥基底部；14. 颞下回；15. 外侧裂；16. 颞骨岩部；17. 小脑幕；18. 枕骨基底部；19. 中耳鼓室；20. 颈内动脉；21. 寰椎侧块）；b. MRI T$_1$WI（1. 锥体束；2. 尾状核体；3. 背侧丘脑；4. 豆状核；5. 第三脑室；6. 脚间窝和脚间池；7. 脑桥基底部；8. 侧脑室中央部；9. 胼胝体干；10. 外侧裂；11. 海马；12. 枕骨基底部；13. 颞骨岩部；14. 颈内动脉；15. 颈内静脉）

（5）经胼胝体压部的冠状断层。胼胝体压部大致位居断面中央，于胼胝体压部两侧可见大致呈三角形的侧脑室三角区，视辐射出现于侧脑室三角区外侧，它将胼胝体压部的纤维分为上、下两部分，上部的纤维掠过视辐射外上方，联系枕颞两叶的上外侧部；下部的纤维在侧脑室三角区外侧壁和视辐射之间形成白质薄板，称为毯。外侧沟已续为后支，其与中央沟之间为顶叶，表现为中央后回、一部分顶下小叶和缘上回。中央沟与大脑纵裂之间为中央前回上部，其内侧面为中央旁小叶前部。外侧沟下方为颞叶，颞上、中、下回，自上而下依次排列。距状沟前部出现，其与胼胝体沟之间可见扣带回峡。在颞叶底面由内侧至外侧依次可见海马旁回、侧副沟、枕颞内侧回、枕颞沟和枕颞外侧回。小脑幕下方为颅后窝，被小脑所占据（图 2-4-20）。

第二章 头部影像解剖与临床应用

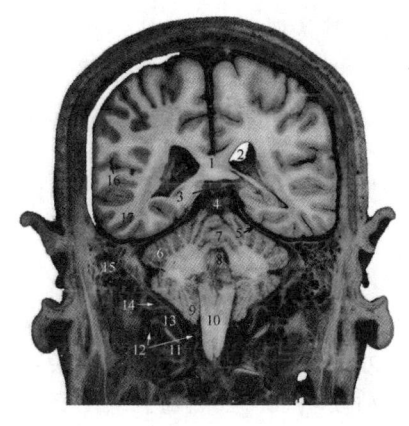

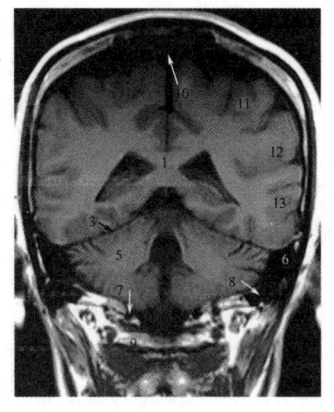

a b

图 2-4-20 经胼胝体压部的冠状断层

a. 标本（1. 胼胝体压部；2. 侧脑室三角区；3. 大脑大静脉；4. 四叠体；5. 小脑幕；6. 小脑半球；7. 小脑蚓；8. 第四脑室；9. 小脑扁桃体；10. 延髓；11. 寰椎侧块；12. 椎动脉；13. 枕骨基底部；14. 乙状窦；15. 乳突小房；16. 外侧裂；17. 颞中回）；b. MRI T1WI（1. 胼胝体压部；2. 侧脑室三角区；3. 小脑幕；4. 第四脑室；5. 小脑半球；6. 乳突小房；7. 椎动脉；8. 乙状窦；9. 寰椎侧块；10. 大脑镰；11. 中央后回；12. 顶下小叶；13. 颞中回）

第五节　头部影像临床应用与分析

一、斜坡区肿瘤产生的症状及如何区分上、下运动神经元的瘫痪

病例：位于右侧斜坡/脑桥的腹侧的脑膜瘤，患者为什么会产生右侧口角歪斜，右侧额部皱纹消失，右侧听觉障碍，头痛、呕吐等症状。

在脑桥延髓沟的外侧发出面神经和前庭蜗神经，发出后向前、向外侧进入内耳道（图 2-5-1），该患者脑膜瘤就发生在这个部位，压迫了面神经和前庭蜗神经，面神经主要支配面肌，前庭蜗神经其中主要功能之一为传导听觉，从而产生患侧口角歪斜、听觉障碍，由于脑膜瘤的体积渐渐增大，颅内压力逐渐升高而产生头痛、呕吐等症状。肿瘤还可发生在颅内的其他部位，除了造成颅内压增高外（症状为头痛、呕吐），还可压迫其邻近的结构，产生该结构受压后的症状，如肿瘤与动眼神经相邻，可出现动眼神经受压后的一系列症状，因此，根据出现的症状可对疾病进行定位诊断。

上运动神经元为锥体细胞，其胞体位于大脑皮质躯体运动中枢，轴突组成下行的锥体束，其中，终止于脊髓前角运动细胞的纤维束称皮质脊髓束，止于脑干的脑神经运动核的纤维束称皮质核束。上运动神经元性瘫痪是由大脑皮质运动中枢的锥体细胞和其发出的轴突——皮质脊髓束和皮层核束受损造成的瘫痪。当上运动神经元损伤时，下运动神经元失去了大脑皮质的抑制作用，表现为功能释放和活动增强，虽然随意运动丧失，但肌张力表现增高，所以称为痉挛性瘫痪（硬瘫）。由于病变损害的部位不同，在临床上可产生不同类型的瘫痪，如单瘫、偏瘫、截瘫和四肢瘫等，尽管瘫痪的表现不同，但它们都具有相同的特点，即瘫痪肌肉张力增高、腱反射亢进、浅反射消失且出现病理反射，瘫痪肌肉不萎缩。该病例介绍的内囊区出血造成的运动障碍就是压迫了上运动神经元的轴突、皮质脊髓束和皮质核束，属于上运动神经元瘫痪。下运动神经元是指脊髓前角运动细胞和脑干的脑神经运动核及它们发出的轴突-脊神经和脑神经，下运动神经元通过脑神经和脊神经管理全身骨骼肌的随意运动，下运动神经元受损时，由于肌失去神经支配，反射弧中断，浅、深反射消失，无病理反射，肌张力降低，呈弛缓性瘫痪，肌因营养障碍而萎缩。

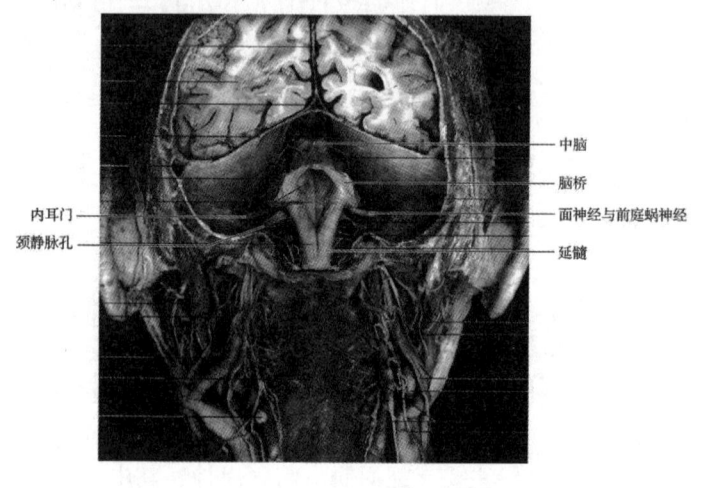

图 2-5-1　脑干与脑神经图

二、头皮血肿临床表现的分析

头皮由浅入深分为皮肤、浅筋膜、帽状腱膜、腱膜下间隙、骨膜和颅骨等六层。根据头皮血肿与头皮层次之间的关系可分以下几种。

（1）皮下血肿。因皮下组织层与皮肤层和帽状腱膜层之间连接紧密，故在此层内的血肿不易扩散而体积较小。

（2）帽状腱膜下血肿。由小动脉或导血管破裂所引起，因帽状腱膜下层组织疏松，血液易向各方向扩展，血液可充满整个帽状腱膜下层，使头顶显著增大，严重者血肿边界与帽状腱膜附着缘一致，覆盖整个穹窿部，似戴一顶有波动的帽子。

（3）骨膜下血肿。常局限于某一颅骨范围内。头皮撕脱伤是大片甚至整个头皮自帽状腱膜下撕脱。

三、颅内压增高及其脑疝的症状分析

颅脑外伤、脑水肿，造成颅内压增高，再进一步形成小脑幕切迹疝。由于颅脑损伤引起的脑组织水肿、颅内占位性病变等多种因素造成颅内压增高，颅内压增高的主要表现为头痛、呕吐、视神经盘水肿。头痛主要是由于颅内有痛觉感受器受到牵拉压迫引起的；呕吐可能是直接压迫迷走神经核或脑组织移位引起的；视神经盘水肿是脑水肿在视神经盘的反映。颅内压力的持续增高，造成各分腔的压力差异性增大，于是压力高的部位脑组织通过一些狭窄的裂隙向压力低的部位挤压，使压力低的脑组织、神经、血管受压，产生相应症状。如小脑幕以上部分压力增高时，位于小脑幕切迹上方的海马旁回和海马旁回钩可能被挤入小脑幕切迹裂孔（图2-5-2、图2-5-3），其压迫了中脑、动眼神经、大脑后动脉，以及同侧大脑脚（锥体束）。动眼神经受压，造成同侧瞳孔散大；锥体束受压造成对侧肢体上运动神经元瘫痪；脑干内网状结构上行激活系统受损，产生不同程度的意识障碍。

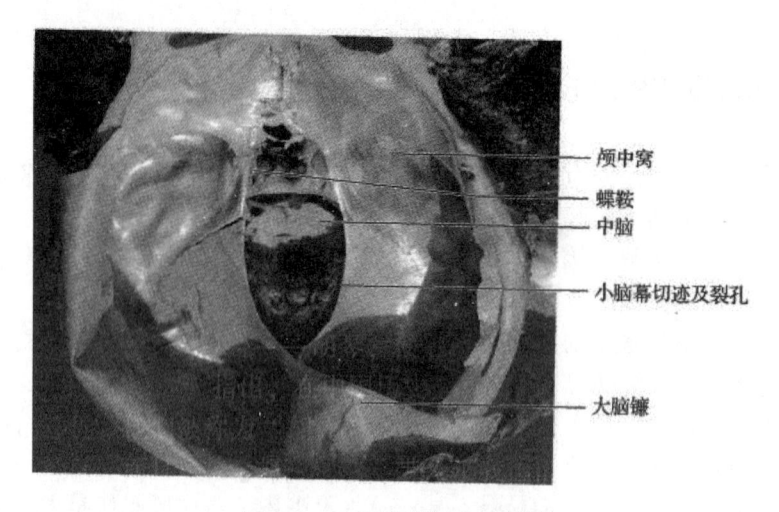

图 2-5-2　小脑幕切迹裂孔图

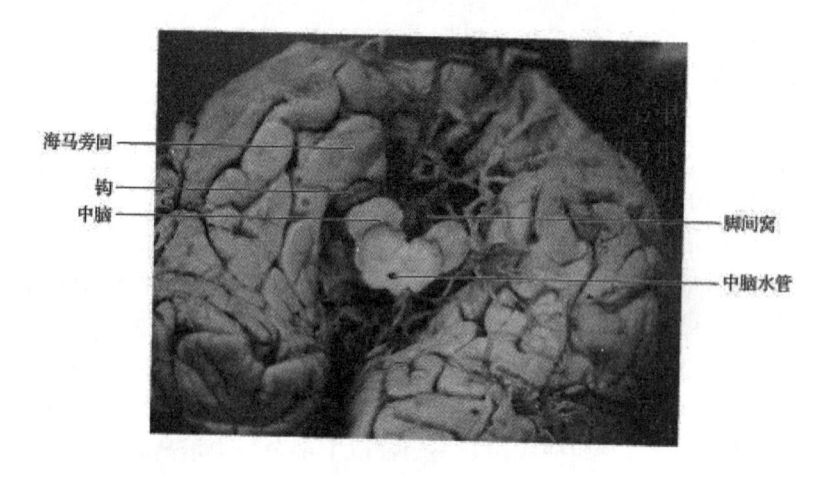

图 2-5-3　脑的底面观

枕骨大孔疝又称小脑扁桃体疝，大多发生于颅后窝的血肿或占位病变，颅后窝容积小，故其缓冲体积也很小，较小的血肿或肿瘤即可引起颅内压增高，使靠近枕骨大孔的小脑扁桃体经枕骨大孔向下疝入颈上部的椎管。枕骨大孔疝的临床表现有缓急之分，急性发病时，以延髓急性损害症状为主（图 2-5-4），脑神经与脊神经损害症状次之，有严重颅内压增高症状。生命体征改变，如呼吸、脉搏减慢，血压升高，强迫头位，四肢肌张力减低，肌力减退等一系列延髓受压的症状。枕骨大孔疝与小脑幕切迹疝的不同点为生命体征和循环障碍出现较早，瞳孔变化和意识障碍在晚期才出现；而小脑幕切迹疝的瞳孔和意识障碍出现较早，延髓生命中枢功能受累表现出现在后。

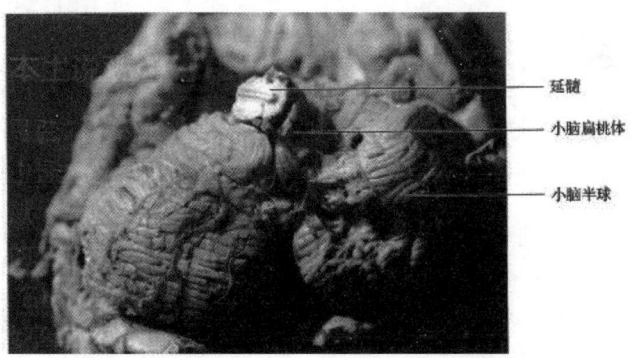

图 2-5-4 小脑的下面观

第三章　颈部影像解剖与临床应用

颈部介于头部、胸部和上肢之间。以脊柱颈段作为支柱，前方为脏器，包括呼吸道和消化管的颈段、甲状腺和甲状旁腺等；两侧有纵行排列的大血管和神经等；颈根部有一些横行或斜行的血管、神经干，并有胸膜顶和肺尖突入。本章将对颈部影像解剖及临床应用的相关知识进行说明。

第一节　颈部概述

一、颈部主要组成部分

（一）皮肤

颈部皮肤较薄，移动度较大，皮纹以横行为主，手术时多采取横切口，以便术后线样瘢痕与皮纹一致。

（二）浅筋膜

颈部的浅筋膜与邻近部位的浅筋膜相延续，在浅筋膜内含有以下结构。

1. **颈阔肌**

为一薄层的皮肌，覆盖颈前区和胸锁乳突肌，受面神经颈支支配（图3-1-1）。

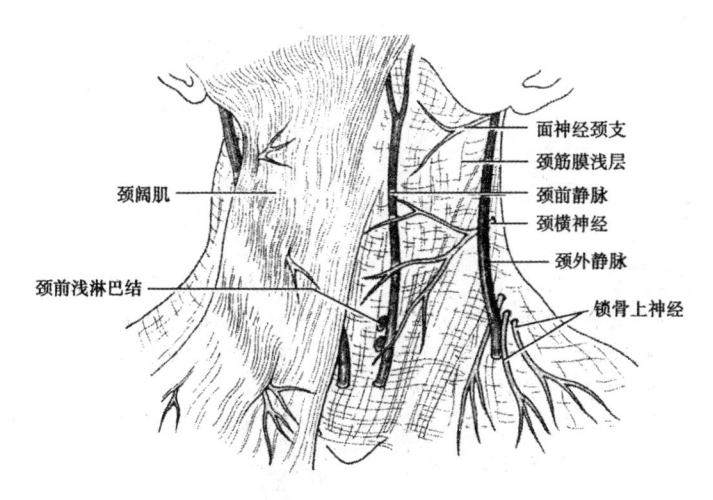

图 3-1-1　颈前区浅层结构

2. 浅静脉

位于颈阔肌深面（图3-1-1），主要有：

（1）颈前静脉：多沿中线两侧下行，至胸锁乳突肌下份前缘处，穿深筋膜经该肌深面向外侧注入颈外静脉。在胸骨柄上方，左、右颈前静脉借颈静脉弓相吻合。

（2）颈外静脉：由下颌后静脉后支和耳后静脉在下颌角附近汇合而成，沿胸锁乳突肌表面垂直下行，于该肌后缘中点处入颈后三角，在锁骨中点上方约 25 mm 处，穿深筋膜注入锁骨下静脉或静脉角附近。其体表投影在下颌角至锁骨中点的连线上。该静脉末端虽有一对瓣膜，但不能阻止血液逆流，当上腔静脉血回心受阻时，可致颈外静脉曲张。颈外静脉穿深筋膜处，两者彼此紧密愈着，当静脉壁受伤破裂时，管腔不易闭合，可致气体栓塞。

3. 神　经

有颈丛皮支和面神经颈支（图3-1-2）。

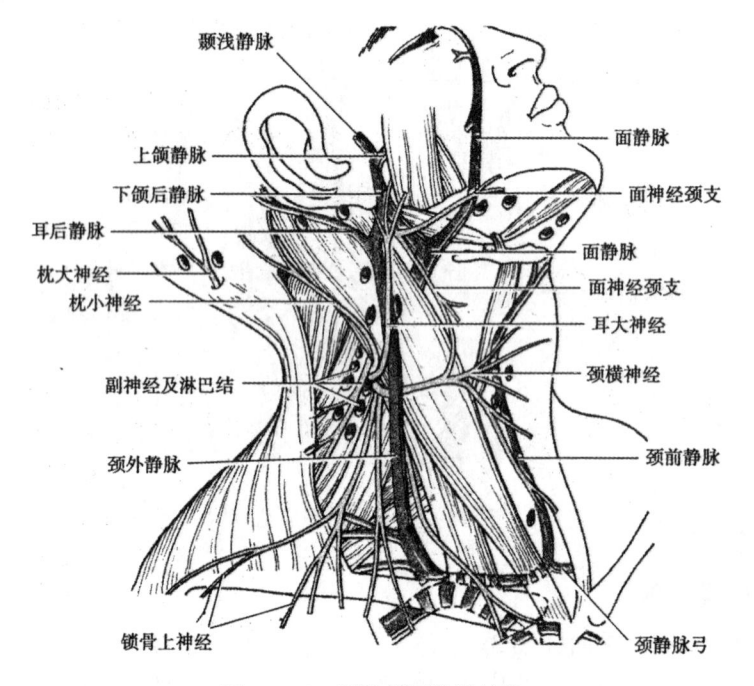

图 3-1-2　颈外侧区浅层结构

（1）颈丛皮支：在胸锁乳突肌后缘中点集中浅出，包括以下几支：①枕小神经，沿胸锁乳突肌后缘上行到枕部；②耳大神经，伴颈外静脉经胸锁乳突肌表面上行，分布到耳郭及腮腺区的皮肤；③颈横神经，于颈阔肌深侧越胸锁乳突肌中份前行至颈前区；④锁骨上神经，分3支下行越过锁骨，分布到颈外侧区、胸壁上份及肩部的皮肤。

（2）面神经颈支：自腮腺下端穿出，于颈阔肌深面行向前下方，支配该肌。

4. 浅淋巴结

（1）颈前浅淋巴结：沿颈前静脉排列，收纳舌骨下区的浅淋巴，注入颈外侧下深淋巴结。

（2）颈外侧浅淋巴结：沿颈外静脉排列，收纳枕、耳后及腮腺淋巴结引流的淋巴，注入颈外侧上、下深淋巴结（图3-1-2）。

（三）深筋膜及筋膜间隙

颈部的深筋膜即颈筋膜（cervical fascia），位于浅筋膜和颈阔肌的深面，围绕颈、项部诸肌和器官，并在血管、神经周围形成筋膜鞘及筋膜间隙。

1. 颈筋膜

颈筋膜可分为浅、中、深3层（图3-1-3、图3-1-4），并参与血管神经鞘的形成。

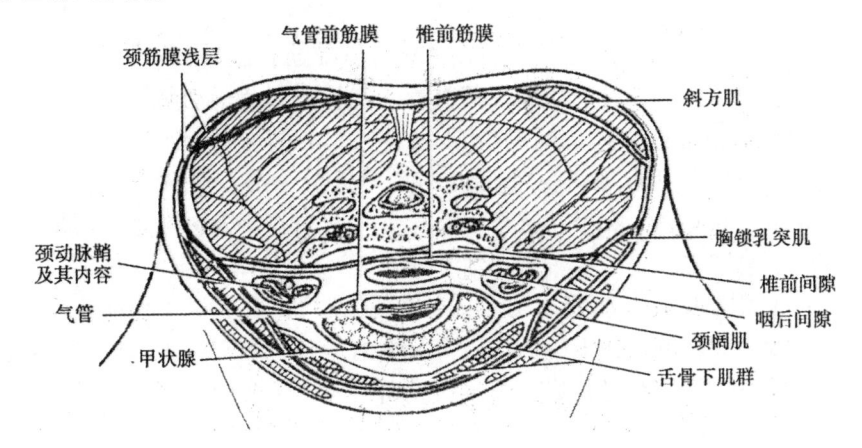

图 3-1-3 颈部横断面（示颈深筋膜及颈动脉鞘）

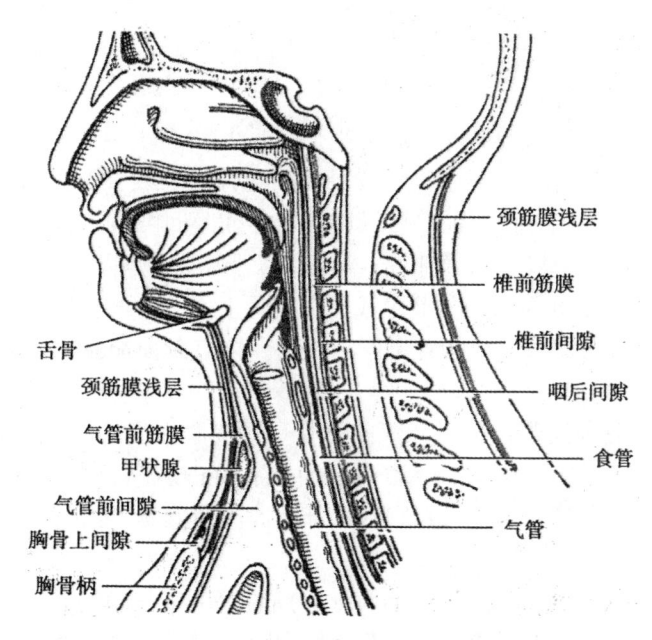

图 3-1-4 颈深筋膜（正中矢状位）

（1）封套筋膜（颈筋膜浅层）：围绕整个颈部，包绕斜方肌和胸锁乳突肌，形成两肌的肌鞘。向后附着于项韧带及第7颈椎棘突，向前在正中线两侧彼此延续，向上附于颈上界的骨面，向下附于颈、胸交界处的骨面。颈筋膜浅层在下颌下三角和腮腺区分为两层，包绕下颌下腺和腮腺，形成两腺的腺鞘，此二鞘为茎突下颌韧带所分隔。

（2）气管前层（颈筋膜中层，又称气管前筋膜或内脏筋膜）：紧贴在舌骨下肌群的后面，经甲状腺及其血管、气管颈部及颈动脉鞘的前方，两侧于胸锁乳突肌的深面与颈筋膜浅层相连，上方附于舌骨，下方续于纤维心包。此筋膜于甲状腺左、右侧叶的后外方分为前、后两层，包绕甲状腺，形成甲状腺鞘。在甲状腺与气管、食管上端邻接处，腺鞘后层增厚形成甲状腺悬韧带。

（3）椎前层（颈筋膜深层，又名椎前筋膜）：此层位于椎前肌及斜角肌前面，上起自颅底，下续前纵韧带及胸内筋膜。颈交感干、膈神经、臂丛及锁骨下动脉等行经其后方。该筋膜向下外方包绕腋血管及臂丛，形成腋鞘，又名颈腋管。

（4）颈动脉鞘（carotid sheath）：是颈筋膜在颈部大血管和迷走神经周围形成的筋膜鞘。上起自颅底，向下续连纵隔。内有颈总动脉、颈内动脉、颈内静脉及迷走神经等（图3-1-3）。

2. 筋膜间隙

颈筋膜之间形成的筋膜间隙主要有以下几个（图3-1-3、图3-1-4）。

（1）胸骨上间隙：是颈筋膜浅层在距胸骨柄上缘30~40 mm处分为两层后分别附着于胸骨柄的前、后缘所形成的筋膜间隙。内有胸锁乳突肌胸骨头、颈前静脉下段、颈静脉弓、淋巴结及脂肪组织等。

（2）锁骨上间隙：是颈筋膜浅层在锁骨上方分为两层所形成的筋膜间隙，经胸锁乳突肌后方与胸骨上间隙相通。内有颈前静脉、颈外静脉末段及蜂窝组织等。

（3）气管前间隙：位于气管前筋膜（颈筋膜中层）与气管颈部之间，内有气管前淋巴结、甲状腺下静脉、甲状腺奇静脉丛、甲状腺最下动脉、头臂干及左头臂静脉，小儿有胸腺上部。此间隙感染、出血或气肿时，病变可蔓延至上纵隔。

（4）咽后间隙：位于椎前筋膜（颈筋膜深层）与颊咽筋膜之间，其外侧为颈动脉鞘。位于咽壁侧方的部分称为咽旁间隙，内有淋巴结及疏松结缔组织。

(5) 椎前间隙：位于脊柱颈部与椎前筋膜之间。颈椎结核时脓肿多积于此间隙，向两侧可至颈外侧区，并经腋鞘扩散至腋窝；溃破后，经咽后间隙向下至后纵隔。

（四）颈部的肌肉、肌间三角和分区

1. 颈 肌

颈肌由浅入深可分为3层（图3-1-5、图3-1-6、图3-1-7）。颈浅肌除颈阔肌外，还有斜列于颈侧的胸锁乳突肌。在舌骨与下颌骨之间有舌骨上肌群，包括二腹肌、下颌舌骨肌、茎突舌骨肌和颏舌骨肌；在舌骨下方有舌骨下肌群，包括浅层的胸骨舌骨肌、肩胛舌骨肌和深层的胸骨甲状肌、甲状舌骨肌。颈椎两侧有颈深肌外侧群，包括前、中、后斜角肌；颈椎前方有颈深肌内侧群（椎前肌），包括头长肌、颈长肌等。其中前、中斜角肌和第1肋之间为斜角肌间隙，内有臂丛和锁骨下动脉通过。

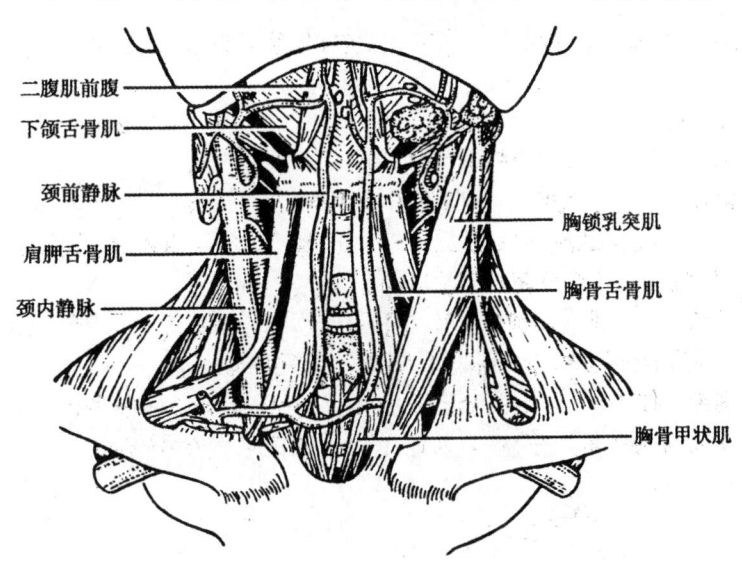

图3-1-5 颈前区

影像解剖与临床应用

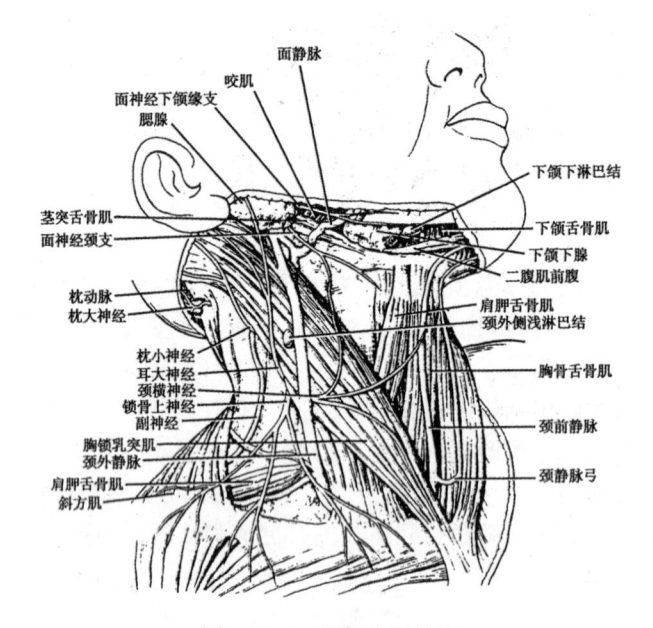

图 3-1-6 颈部浅层结构

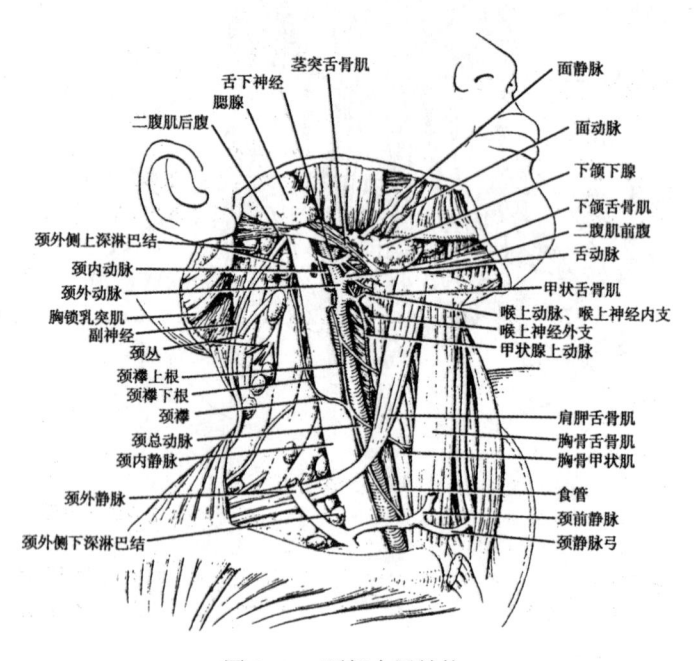

图 3-1-7 颈部中层结构

2. 颈部分区和肌间三角

固有颈部以胸锁乳突肌前、后缘为界，分为颈前区、胸锁乳突肌区和颈外侧区（图3-1-8、图3-1-9）。

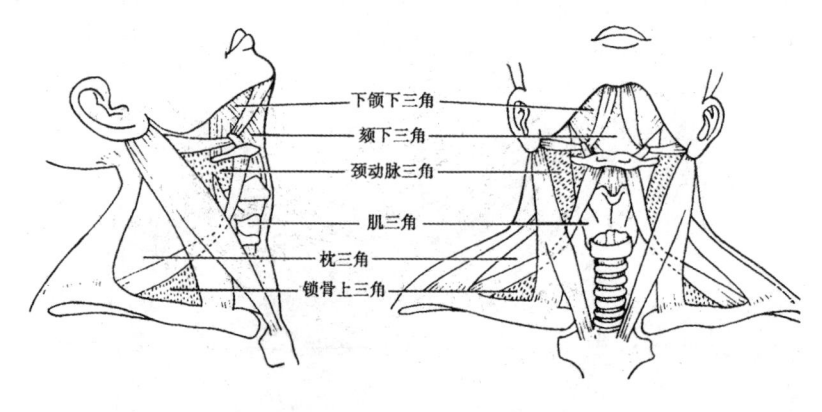

图3-1-8　颈部分区（侧位）　　图3-1-9　颈部分区（正位）

（1）颈前区：内侧界为颈前正中线，上界为下颌骨下缘，外侧界即胸锁乳突肌前缘。颈前区又以舌骨为标志，分为舌骨上区和舌骨下区，前者包括颏下三角和左、右下颌下三角；后者包括颈动脉三角和肌三角。

（2）颈外侧区：位于胸锁乳突肌后缘、斜方肌前缘和锁骨中1/3上缘之间，又名颈后三角。肩胛舌骨肌将其分为后上部较大的枕三角和前下部较小的锁骨上三角（亦称锁骨上大窝）。

（3）胸锁乳突肌区：指胸锁乳突肌及其浅、深侧的结构所占据的区域。

此外，将颈部与胸腔和腋窝结构的移行处，即胸廓上口附近的结构，通称为颈根部。

二、颈部结构

（一）颈前区

1. 舌骨上区

舌骨上区被二腹肌分成两侧的下颌下三角和居中单一的颏下三角。

（1）颏下三角：位于左、右二腹肌前腹与舌骨体之间，三角深面是两侧下颌舌骨肌及其筋膜构成的口膈,三角内有数个颏下淋巴结(图3-1-2、3-1-5)。

(2)下颌下三角:位于二腹肌前、后腹与下颌底之间(图3-1-8、图3-1-9和3-1-10)。浅表覆有皮肤、浅筋膜和封套筋膜,深界是下颌舌骨肌和舌骨舌肌。内容主要是下颌下腺及其附近的淋巴结、血管和神经等结构(图3-1-6、图3-1-7)。

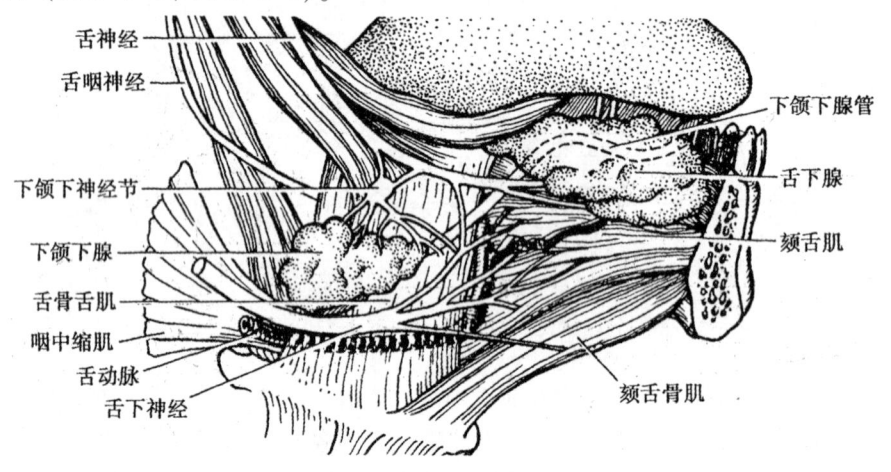

图3-1-10 下颌下三角和舌下间隙

下颌下腺(submandibular gland)紧贴下颌骨体的内面,被封套筋膜形成的腺鞘包裹。腺的深部绕下颌舌骨肌后缘伸入舌下间隙,下颌下腺管由此前延,开口于舌下阜。面动脉沿下颌下腺深面的浅沟经行,绕下颌底延至面部;面静脉经下颌下腺的浅面行向后下。

下颌下腺下部深侧有舌下神经和舌动、静脉经行;腺的上内侧有舌神经经行,其间有下颌下神经节与之相连;腺周围有4~6个下颌下淋巴结,收纳眼、鼻、唇、牙及口底的淋巴,注入颈外侧上、下深淋巴结。

2. 舌骨下区

舌骨下区被肩胛舌骨肌上腹分为颈动脉三角和肌三角(图3-1-5、图3-1-7、图3-1-8和图3-1-9)。

(1)颈动脉三角

位于二腹肌后腹、肩胛舌骨肌上腹和胸锁乳突肌上份前缘之间。浅表为皮肤、浅筋膜和封套筋膜,深界为颈筋膜椎前层和颈深肌,内侧界为咽侧壁及其筋膜。三角的内容有颈总动脉及其分支、颈内静脉及其属支、副神经、舌下神经及颈襻上根、迷走神经及其分支以及颈外侧上深淋巴结等（图3-1-2、3-1-7）。

①颈总动脉（common carotid artery）。其末段在此三角位于颈内静脉的内侧。平甲状软骨上缘水平，颈总动脉分为颈内、外动脉。颈总动脉末端和颈内动脉始部膨大形成颈动脉窦（carotid sinus），窦壁上有压力感受器；在颈总动脉分叉处的后方有颈动脉小球（carotid glomus），是化学感受器。二者可反射性地调节血压和呼吸（图3-1-11）。

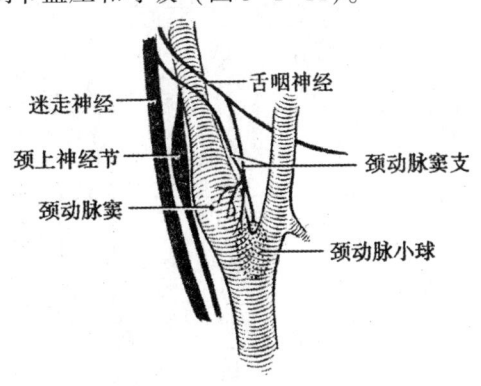

图3-1-11 颈动脉窦和颈动脉小球

②颈外动脉（external carotid artery）。向前依次发出甲状腺上动脉、舌动脉和面动脉，向后上发出枕动脉和耳后动脉，向上延续为颞浅动脉和上颌动脉两个终支。

由下颌角与乳突尖连线中点，右侧画线至胸锁关节，左侧画线的下端稍偏外侧，此连线代表颈总动脉及颈外动脉体表投影，它们的分界平甲状软骨上缘。

③颈内动脉（internal carotid artery）。经二腹肌后腹深侧上行，在颈部无分支。

④颈内静脉（internal jugular vein）。在此三角内位于颈总-颈内动脉的前外侧，向下被胸锁乳突肌所掩盖。其属支从上向下有面静脉、舌静脉、甲状腺上静脉和甲状腺中静脉，分别越过颈动脉浅面向外侧汇入颈内静脉。

⑤舌下神经（hypoglossal nerve）。经二腹肌后腹深侧入此三角，勾绕枕动脉起始部弯向前下，越过颈内、外动脉的浅面，发出颈襻上根。此根沿颈总动脉浅面下降，参与颈襻构成。然后，舌下神经行向前上方，再次经二腹肌后腹的深侧入下颌下三角（图3-1-12）。

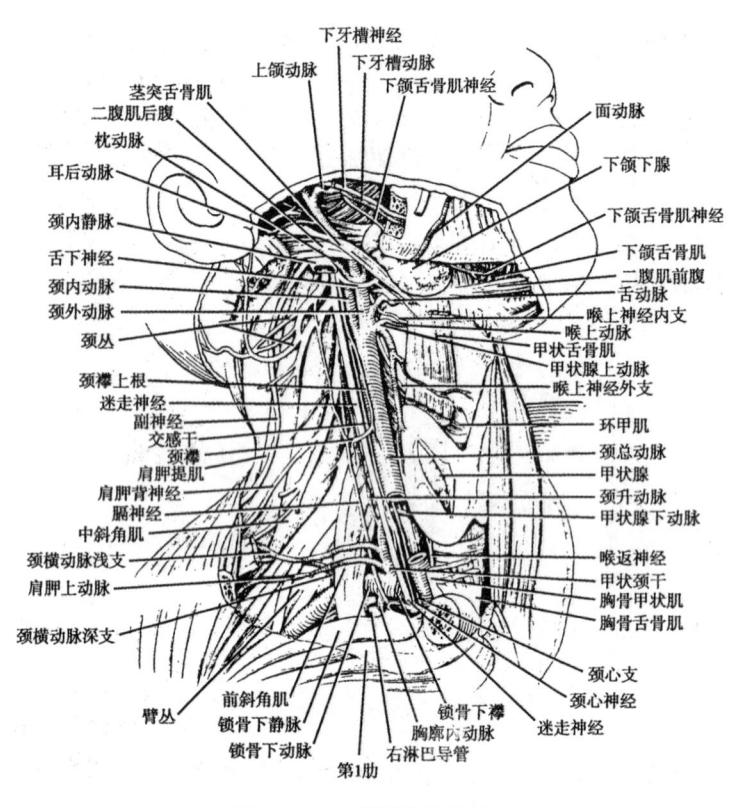

图 3-1-12 颈部深层结构

⑥副神经（accessory nerve）。经二腹肌后腹深侧进入此三角的后上角（图 3-1-7 图 3-1-12），穿颈内动、静脉之间斜向后外侧，在胸锁乳突肌前缘上 1/4 与下 3/4 交点（或乳突尖下约 35 mm）处穿入并支配该肌。

⑦迷走神经（vagus nerve）。被包于颈动脉鞘内，在颈内动脉、颈总动脉与颈内静脉之间的后方下降（图 3-1-7），发出喉上神经和颈心支。喉上神经行经颈内、外动脉的内侧，分为内支与外支：内支行向前下穿甲状舌骨膜入喉，司声门裂以上喉黏膜的感觉；外支伴甲状腺上动脉，抵达并支配环甲肌。颈心支沿颈总动脉表面降入胸腔，加入心丛。

二腹肌后腹是颈动脉三角与下颌下三角的分界，也是颌面部与颈部手术的重要标志。二腹肌后腹附近的结构：①肌的浅面有 3 个纵行结构，即面静脉、下颌后静脉与面神经颈支（图 3-1-6）；②肌深侧有 7 个纵行结构，即颈外动脉、颈内动脉、颈内静脉、舌下神经、副神经、迷走神经与颈交感干（多行于椎前筋膜与颈深肌间）；③肌的下缘有枕动脉行向后上，舌下神经弯向前；④肌的上缘有茎突舌骨肌、耳后动脉、面神经与舌咽神经（图3-1-12）。

（2）肌三角（肩胛舌骨肌气管三角）

肌三角由颈前正中线、肩胛舌骨肌上腹和胸锁乳突肌前缘围成，浅表覆有皮肤、浅筋膜、封套筋膜和舌骨下肌群，深界为颈筋膜椎前层和颈深肌。三角内有甲状腺、甲状旁腺、喉、咽和气管与食管的颈段（图3-1-5、图3-1-7和图3-1-12）。

①甲状腺（thyroid gland）

A. 形态和被膜：甲状腺有左、右（侧）叶，其间以甲状腺峡相连而呈"H"形，约60%的人有锥状叶自峡或侧叶上延（图3-1-13）。甲状腺表面紧裹固有的被膜即纤维囊，又称真被膜。在纤维囊外，颈筋膜气管前层包绕形成甲状腺鞘，亦称假被膜（图3-1-3、图3-1-12）。真、假被膜之间的囊鞘间隙为疏松结缔组织充填，内有甲状旁腺、血管和神经。假被膜在甲状腺后内侧增厚形成甲状腺悬韧带，将甲状腺固定在喉和气管上，使该腺可随吞咽动作上下移动。

B. 位置和毗邻：甲状腺侧叶位于喉与气管的前外侧，上端达甲状软骨中份，下端至第6气管软骨，甲状腺峡跨第2~4气管软骨的前面。腺前面为皮肤、浅筋膜、封套筋膜及舌骨下肌群，侧叶的后内侧与喉及气管、咽及食管以及喉返神经相邻，后外侧与颈动脉鞘及其内容以及颈交感干相邻。

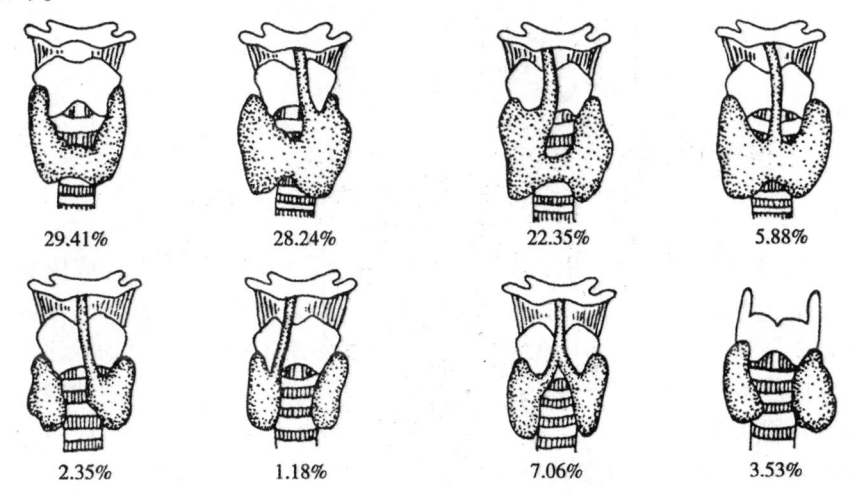

29.41%	28.24%	22.35%	5.88%
2.35%	1.18%	7.06%	3.53%

图3-1-13　中国人甲状腺的形态类型

C. 甲状腺的动脉。a. 甲状腺上动脉（superior thyroid artery）：发自颈外动脉，行向前下方，经颈总动脉与喉之间达侧叶上极，分前、后支进入甲状腺，供应其上 2/3 部。行经中有同名静脉及喉上神经外支伴行。b. 甲状腺下动脉（inferior thyroid artery）：为锁骨下动脉的甲状颈干的分支，沿前斜角肌内侧缘上行到第 6 颈椎水平，再弓形弯向内下，经颈动脉鞘深侧至甲状腺侧叶后面，分数支入腺，供应其下 1/3 部。该动脉在侧叶下极后方与喉返神经相交叉。c. 甲状腺最下动脉：出现率约为 11%，可起自头臂干、主动脉弓、右颈总动脉、锁骨下动脉或胸廓内动脉等处，沿气管前方上行达甲状腺峡。甲状腺的血供极为丰富，甲状腺诸动脉之间及它们与邻近器官的动脉之间有丰富的吻合（图 3-1-7、图 3-1-12 和图 3-1-14）。

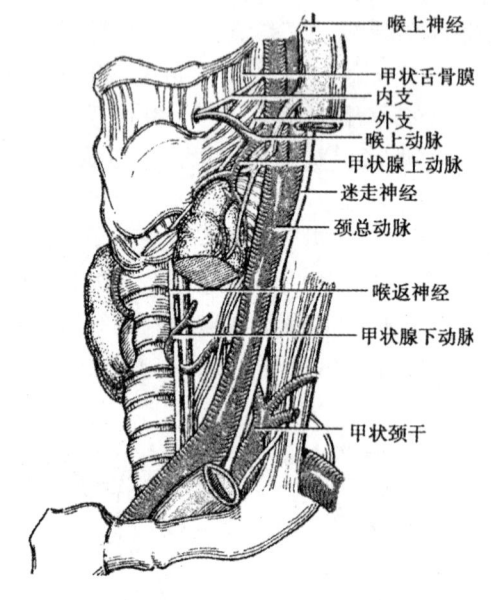

图 3-1-14　甲状腺的动脉及喉的神经

D. 甲状腺的静脉。甲状腺表面的静脉吻合成网，然后汇合成甲状腺上、中、下静脉回流。a. 甲状腺上静脉：自侧叶上极引出，伴同名动脉注入颈内静脉。b. 甲状腺中静脉：从侧叶外侧缘引出，越过颈总动脉浅面注入颈内静脉。c. 甲状腺下静脉：从侧叶下极引出。有时，可见甲状腺最下静脉自甲状腺峡下行。甲状腺下静脉和最下静脉在气管前方吻合成甲状腺奇静脉丛，向下汇入头臂静脉（图 3-1-15）。

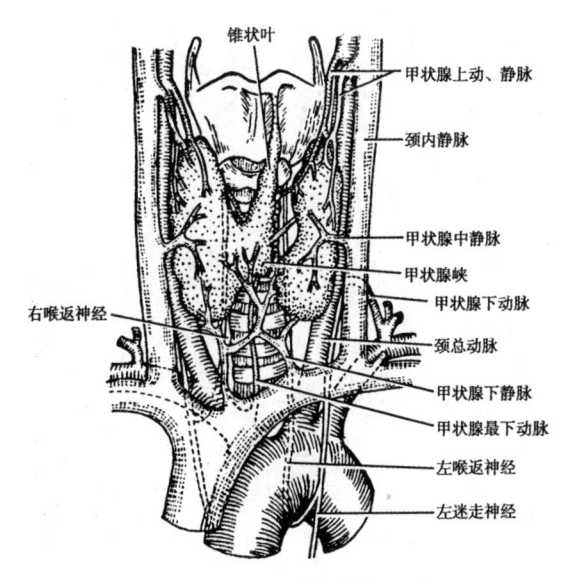

图 3-1-15　甲状腺前面观

E. 喉的神经及其与甲状腺血管的关系：a. 喉上神经：分内、外两支，内支穿甲状舌骨膜入喉，分布于声门裂以上的喉黏膜；外支伴甲状腺上动脉下行，在距侧叶上极 10 mm 处与动脉分开，弯向内侧，支配环甲肌。b. 喉返神经：左侧喉返神经勾绕主动脉弓，右侧喉返神经勾绕右锁骨下动脉，然后在气管与食管之间的沟内上行，在侧叶下极后方与甲状腺下动脉相交叉，此后在甲状腺侧叶深面经环甲关节的后方进入喉内，支配环甲肌之外的诸喉肌并分布于声门裂以下的喉黏膜。甲状软骨下角可作为寻找喉返神经的标志。甲状腺次全切除手术时应远离甲状腺下极结扎甲状腺下动脉，以免误伤喉返神经，引起声音嘶哑等（图 3-1-7、图 3-1-14、图 3-1-16、图 3-1-17 和图 3-1-18）。

②甲状旁腺（parathyroid gland）：为黄豆瓣大小棕黄色扁卵圆形小体，常上、下 2 对。上甲状旁腺一般位于甲状腺侧叶后缘中份；下甲状旁腺位置变化较大，一般在侧叶下 1/3 后方。甲状旁腺位居甲状腺真、假被膜之间，偶可埋在甲状腺实质内。进行甲状腺大部切除术时，应注意保留甲状腺侧叶后内侧份，以避免误将甲状旁腺切除（图 3-1-16）。

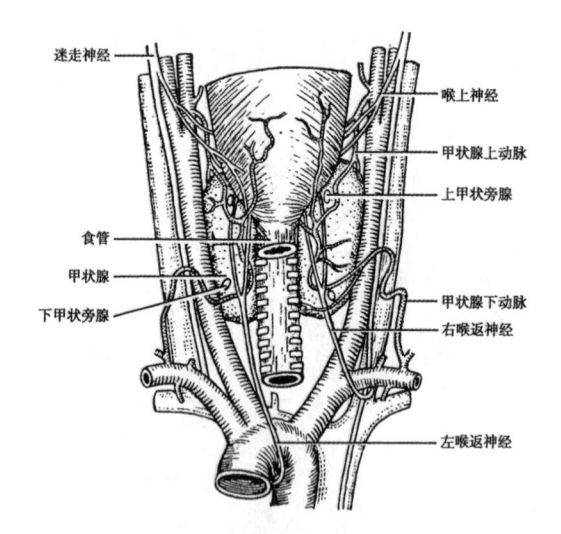

图 3-1-16　甲状腺后面观

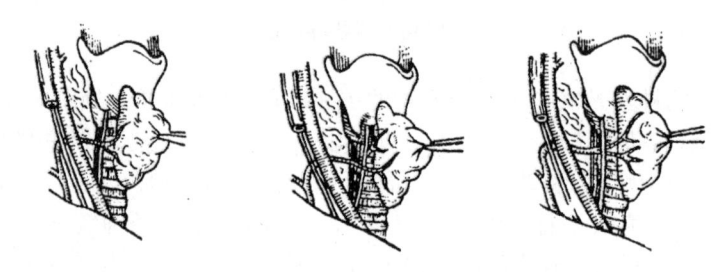

图 3-1-17　甲状腺下动脉与喉返神经的关系

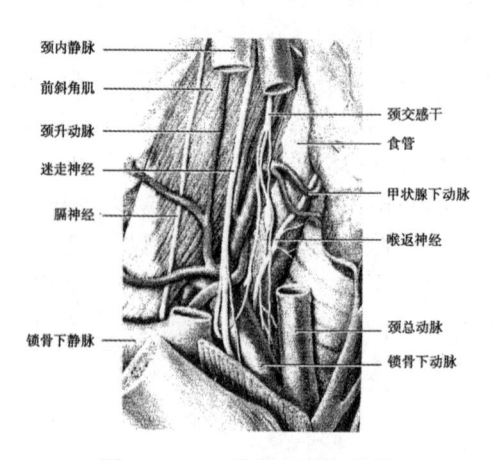

图 3-1-18　前斜角肌的毗邻

(3) 气管颈部

于平第 6 颈椎下缘处接续环状软骨，至胸骨柄上缘平面移行于气管胸部，长约 6.5 cm，有 6~8 个气管软骨。气管颈部前面覆有皮肤、浅筋膜、封套筋膜、颈静脉弓、舌骨下肌群和颈筋膜气管前层，在第 2~4 气管软骨前方有甲状腺峡，峡下还有甲状腺下静脉、甲状腺奇静脉丛和偶见的甲状腺最下动脉。气管颈部后方邻食管，侧方与甲状腺侧叶相贴，在气管与食管之间的沟内有喉返神经，气管后外侧还邻接颈动脉鞘和交感干颈部等（图 3-1-19）。

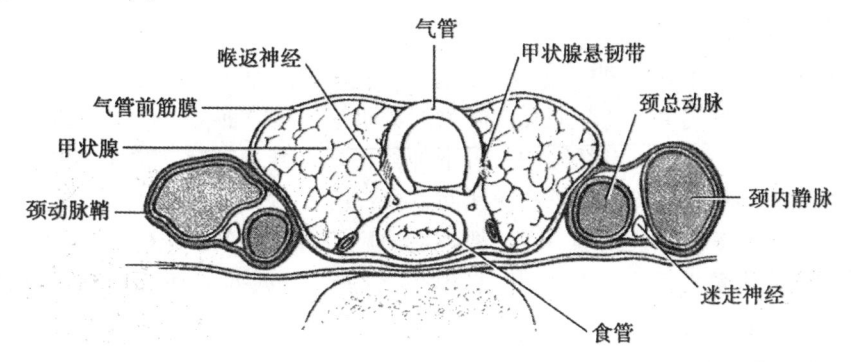

图 3-1-19 甲状腺的毗邻

气管颈部可随头颈姿势的变动而移位，施行气管切开术时，应严格保持头正中位，并尽量后仰使气管接近体表，以利手术的进行。气管切开的安全三角：上界平环状软骨，两侧为胸锁乳突肌前缘，三角的尖朝向颈静脉切迹（图 3-1-20）。

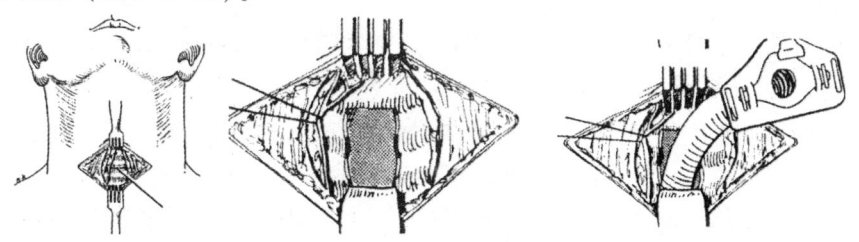

图 3-1-20 气管切开

(4) 食管颈部

上端平环状软骨接续咽，下端在胸骨颈静脉切迹平面延为食管胸部；前方邻气管，其间沟内有喉返神经；后方为颈筋膜椎前层、椎前肌和脊柱；后外侧邻交感干颈部；两侧为甲状腺侧叶、颈动脉鞘及其内容。

(5) 颈前深淋巴结

位于颈部脏器的周围，包括喉前、气管前、气管旁和甲状腺淋巴结等，它们都注入颈外侧深淋巴结（图 3-1-2）。

（二）胸锁乳突肌区

胸锁乳突肌区为胸锁乳突肌及其浅、深侧的结构所占据的部位。深部结构有颈丛和颈襻、交感干颈部、颈动脉鞘和颈外侧深淋巴结等（图 3-1-7、图 3-1-12 和图 3-1-13）。

1. 颈丛与颈襻

颈丛由第 1~4 颈神经前支组成，位于胸锁乳突肌与中斜角肌、肩胛提肌之间。其皮支见前述，肌支支配颈部深肌等，其中重要的有膈神经。

第 1 颈神经前支有纤维加入舌下神经，随之到颈动脉三角又离开舌下神经形成颈襻上根，沿颈总动脉浅面下行；第 2~3 颈神经前支有纤维沿颈内静脉浅面下行，成颈襻下根。两根在肩胛舌骨肌中间腱上方、颈动脉鞘浅面吻合成颈襻。由襻分支支配肩胛舌骨肌、胸骨舌骨肌和胸骨甲状肌（图 3-1-13）。

2. 颈动脉鞘及其内容

颈动脉鞘上起颅底，下续纵隔，鞘内有偏内侧的颈总动脉、颈内动脉，偏外侧的颈内静脉及两者之间偏后的迷走神经（图 3-1-19）。颈动脉鞘的前、外侧有胸锁乳突肌、舌骨下肌群、颈襻、颈外侧深淋巴结及甲状腺上、中静脉；鞘后方有甲状腺下动脉横过（左侧还有胸导管末段弓形向外侧注入左静脉角），并隔颈筋膜椎前层与交感干、椎前肌及颈椎横突等相邻；鞘内侧有咽、喉、气管、食管、喉返神经和甲状腺侧叶等。

3. 颈交感干

由颈上、中、下神经节及其节间支组成，位于脊柱两侧，大多被颈筋膜椎前层覆盖。颈上神经节最大，长约 30 mm，呈梭形，位于第 2~3 颈椎横突前方；颈中神经节较小，不恒定，位于颈动脉结节平面；颈下神经节往往与第 1 胸神经节融合成颈胸神经节（又称星状神经节），约占 67.6%，长 15~25 mm，位于第 1 肋颈前方、椎动脉起始部的后下方。3 个神经节分别发出颈上、中、下心神经，下入胸腔，加入心丛（图 3-1-18、图 3-1-21）。

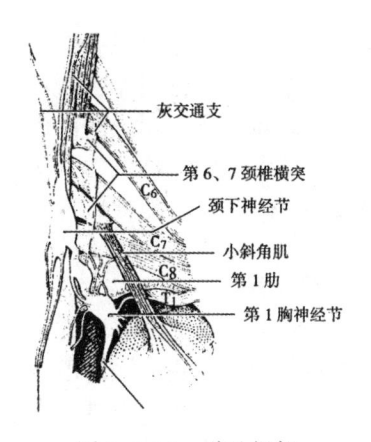

图 3-1-21　臂丛根部

4. 颈外侧深淋巴结

大多沿颈内静脉全长的周围排列，上自颅底，下达颈根（图 3-1-22）。颈外侧深淋巴管以肩胛舌骨肌为界分为上、下两组。

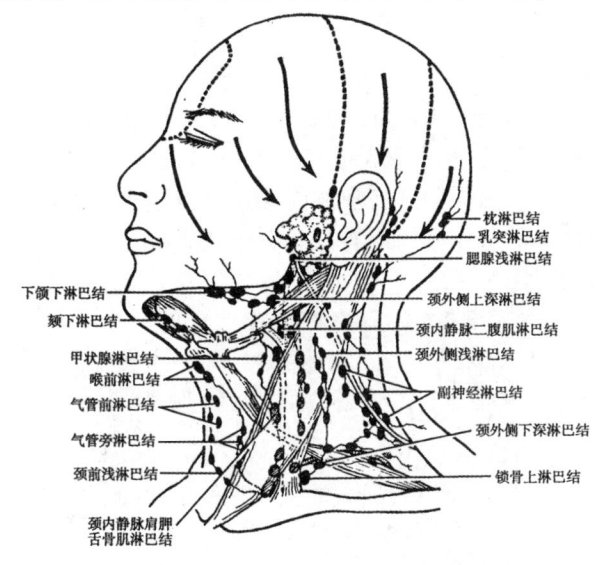

图 3-1-22　颈部的淋巴结

（1）颈外侧上深淋巴结（颈深上淋巴结）

位于颈内静脉上段附近，大多在胸锁乳突肌深面，有的向前、后越出肌界。此群淋巴结收纳颈浅部、腮腺、下颌下及颏下淋巴结引流的淋巴，还收纳颈部脏器、甲状腺及舌的淋巴，其输出管注入颈外侧下深淋巴结或颈干。颈外侧上深淋巴结中，位于二腹肌后腹与颈内静脉交叉处的淋巴结，称颈内静脉二腹肌淋巴结或称角淋巴结，收纳鼻咽、腭、扁桃体和舌根的淋巴，是鼻咽癌、舌根癌转移最先累及的淋巴结。位于颈内静脉与肩胛舌骨肌中间腱交叉处上方的淋巴结，称颈内静脉肩胛舌骨肌淋巴结，是舌尖癌转移常累及的淋巴结。另外，沿副神经排列的淋巴结也属于颈外侧上深淋巴结。

（2）颈外侧下深淋巴结（颈深下淋巴结）

是位于颈根部、颈内静脉下段周围的淋巴结，后述的锁骨上淋巴结也属此群。颈外侧下深淋巴结收纳颈外侧上深淋巴结引流来的淋巴，也可直接收纳颈上部各淋巴结群引流来的淋巴以及耳、鼻、咽、喉、口腔等器官和甲状腺等处的淋巴，其输出管合成颈干，注入右淋巴导管或胸导管（左侧），也可直接注入静脉角（图3-1-24）。

（三）颈外侧区

颈外侧区又被肩胛舌骨肌下腹分为上方的枕三角和下方的锁骨上三角。

1. 枕三角

枕三角（肩胛舌骨肌斜方肌三角），位于胸锁乳突肌后缘、斜方肌前缘和肩胛舌骨肌下腹之间（图3-1-8、图3-1-9）。三角浅表覆以皮肤、浅筋膜和封套筋膜，深界为颈筋膜椎前层及其覆盖下的肌肉，三角内有副神经、颈丛及臂丛的分支和沿副神经排列的淋巴结（图3-1-6、图3-1-7、图3-1-22和图3-1-23）。

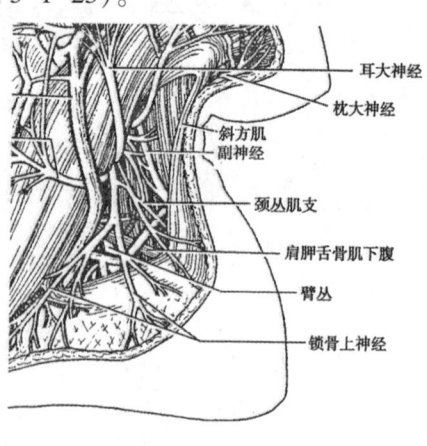

图3-1-23 颈外侧区

(1) 副神经：从胸锁乳突肌后缘穿出至枕三角，斜向外下，最后在锁骨上方 50 mm 处入斜方肌深面，支配该肌。副神经的体表投影是：自乳突尖与下颌角连线中点，经胸锁乳突肌后缘上、中 1/3 交点，至斜方肌前缘中、下 1/3 交点的连线。

(2) 颈丛、臂丛的分支：颈丛皮支在胸锁乳突肌后缘中点处（即神经点）浅出，呈放射状分布。在枕三角内还可见到颈丛肌支支配肩胛提肌等，以及臂丛至菱形肌的肩胛背神经（图 3-1-12）。它们位于副神经与臂丛上缘之间，但居颈椎前筋膜层深面，可与副神经鉴别。

(3) 副神经淋巴结：副神经全长有淋巴结沿列（图 3-1-22），为颈外侧上深淋巴结的一部分，它们收纳枕、耳后淋巴结引流的淋巴，注入颈外侧下深淋巴结。在副神经内下方的淋巴结，位置浅表，易于触及。

2. 锁骨上三角

锁骨上三角（肩胛舌骨肌锁骨三角或锁骨上大窝），它由胸锁乳突肌后缘、肩胛舌骨肌下腹和锁骨中 1/3 围成（图 3-1-8、图 3-1-9）。三角浅表覆以皮肤、浅筋膜和封套筋膜，浅筋膜中含有颈阔肌、锁骨上神经和颈外静脉末段，三角深界为颈筋膜椎前层和颈深肌。三角内容有锁骨下动、静脉，臂丛和锁骨上淋巴结（图 3-1-7、图 3-1-12）。

(1) 锁骨下动脉（subclavian artery）

经斜角肌间隙向外侧通过此三角区，走向腋窝。在此三角内是其第 3 段，下方为第 1 肋上面，后上方为臂丛诸干，前方为锁骨下静脉。起自甲状颈干的颈横动脉和肩胛上动脉，经前斜角肌前方到此三角区，然后分布至斜方肌和肩胛区。

(2) 锁骨下静脉（subclavian vein）

是腋静脉的续行段，始于第 1 肋外缘，沿锁骨后方、锁骨下动脉第 3 段前方和第 1 肋上面走向内侧，过前斜角肌与锁骨之间，经胸膜顶前上方，至前斜角肌内侧与颈内静脉合成头臂静脉，两者交会处称为静脉角，位于胸锁乳突肌胸骨头与锁骨上缘交角处的深部。胸导管与右淋巴导管分别注入左、右静脉角（图 3-1-24）。

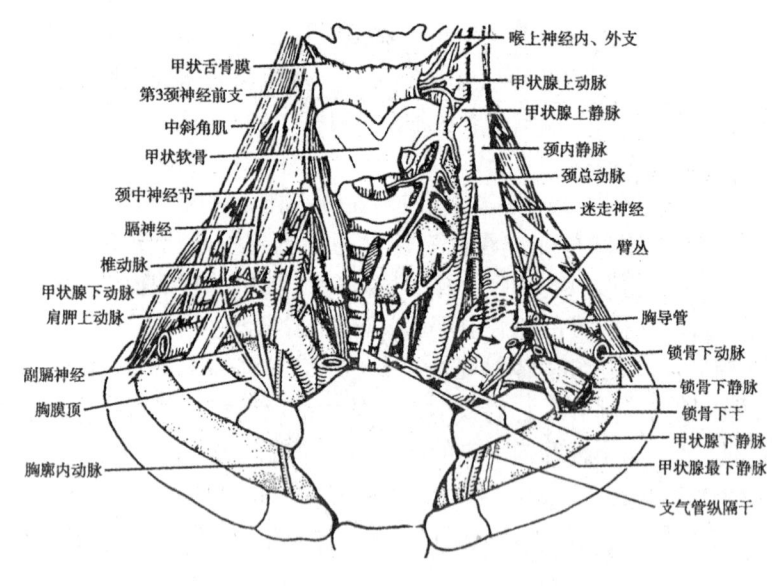

图 3-1-24　颈根部的结构

(3) 臂丛 (brachial plexus)

由第 5~8 颈神经和第 1 胸神经前支构成臂丛的 5 个根，位于前、中斜角肌之间。各根出斜角肌间隙进入此三角，于锁骨下动脉后上方合成三干，三干在锁骨后方各分为前股和后股，各股过锁骨后进入腋窝合成三束。根、干、股组成臂丛锁骨上部，自胸锁乳突肌后缘中、下 1/3 交点至锁骨中、外 1/3 交点稍内侧的连线，相当于臂丛中、上干的投影，锁骨中点上方为锁骨上臂丛神经阻滞进针处。臂丛在锁骨上三角的分支有：①肩胛上神经，至肩胛骨背侧，支配冈上、下肌；②锁骨下肌神经；③胸长神经，于臂丛根部后方下行至前锯肌。臂丛与锁骨下动脉均由颈筋膜椎前层包盖，续为腋鞘。

(4) 锁骨上淋巴结

是颈外侧下深淋巴结的一部分，沿颈横血管排列，数目变化较大。其中，在左侧前斜角肌前靠近左静脉角处的淋巴结，又名 Virchow 淋巴结，是胃及食管下部癌转移时常累及的淋巴结，肿大时在锁骨上缘与胸锁乳突肌后缘交角处可触及（图 3-1-22）。

（四）颈根部

颈根部是颈部与胸腔和腋窝结构的移行部，即胸廓上口附近结构的总称（图3-1-24）。其周界：前为胸骨柄，后为第1胸椎体，两侧为第1肋。其结构配布：在中线上主要有气管和食管等；左、右侧的中心标志是前斜角肌，此肌的前内侧、胸锁乳突肌下份及舌骨下肌群的深侧是胸颈间纵行的血管、神经（有颈内-头臂静脉、颈总动脉及头臂干、迷走神经、交感干及膈神经等）和胸膜顶等结构；此区的深部有椎动脉三角；在前斜角肌的前、后及外侧是胸、颈与腋窝间横行的血管和神经（锁骨下动、静脉及臂丛等）（图3-1-12、图3-1-18）。

1. 前斜角肌

起自第3~6颈椎横突，向下并稍向前外侧，止于第1肋上面的前斜角肌结节，可使颈前屈或侧屈，亦可提肋助吸气。前斜角肌与其后方的中斜角肌及下方的第1肋之间形成斜角肌间隙，通行臂丛根和锁骨下动脉（图3-1-25）。

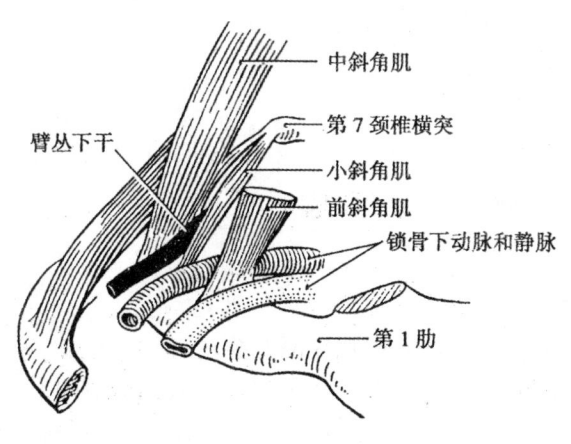

图 3-1-25　斜角肌间隙

2. 椎动脉三角

外侧界为前斜角肌，内侧界为颈长肌，下界（底）是锁骨下动脉第1段，尖为第6颈椎横突前（颈动脉）结节。三角的后界有第7颈椎横突、第8颈神经前支、第1肋颈及胸膜顶；前方为颈动脉鞘、膈神经及胸导管弓（左侧）。三角的内容主要有：①椎动脉，升入第6颈椎横突孔；②椎静脉，伴椎动脉下行汇入头臂静脉；③甲状腺下动脉，沿前斜角肌内侧缘上行；④交感干及颈胸神经节，在椎动脉起始部的后方（图3-1-18）。

3. 胸膜顶

胸膜顶（cupula of pleura）覆盖肺尖，突入颈根部，上达第1肋颈，前面在第1肋前端之上,高出锁骨内侧1/3上缘2~3 cm。前方邻接锁骨下动、静脉,迷走神经及膈神经;后方贴靠第1、2肋和交感干;内侧邻接气管、食管,左侧尚有胸导管和喉返神经;外侧邻接前斜角肌、锁骨下动脉及其后方的臂丛下干;上方有胸内筋膜形成的胸膜上膜连于第7颈椎横突和第1胸椎体,起悬吊作用,上方并有椎动脉始段和肋颈干跨行。

4. 锁骨下动脉

锁骨下动脉(subclavian artery)左侧起自主动脉弓,右侧是头臂干的分支。它被前斜角肌分为3段,第1段经胸膜顶前上方,第2段在前斜角肌之后,第3段位于第1肋上面,在第1肋外缘续于腋动脉。其主要分支是:①椎动脉,发自第1段,沿椎动脉三角内侧界上行,经上6个颈椎横突孔及枕骨大孔入颅,分布于脑、脊髓和内耳;②甲状颈干,为第1段向上发出的粗短干,立即分为3支,其甲状腺下动脉已如前述,肩胛上动脉和颈横动脉经膈神经与前斜角肌的前方,入锁骨上三角;③胸廓内动脉,起于锁骨下动脉第1段下壁,常与甲状颈干起点相对,向下经锁骨下静脉之后降入胸腔;④肋颈干,为一短干,发自锁骨下动脉第2段后壁,向后跨胸膜顶分支分布于第1、2肋间隙后部与颈深肌(图3-1-24)。

5. 锁骨下静脉

已述于锁骨上三角项。

6. 胸导管

胸导管(thoracic duct)自后纵隔升至左侧颈根部,先沿食管颈部左侧上行,平第7颈椎高度形成胸导管弓,向左侧经颈动脉鞘的后方呈弓形弯过左侧胸膜顶、椎动脉、甲状颈干、膈神经和前斜角肌等结构的前面,转向下,经左锁骨下动脉前方注入左静脉角。

7. 膈神经

膈神经(phrenic nerve)是颈丛的重要分支,由第3~5颈神经前支发出,在颈筋膜椎前层覆盖下沿前斜角肌前面向内下方斜降。膈神经前方邻接胸锁乳突肌、肩胛舌骨肌中间腱、颈内静脉、颈横动脉和肩胛上动脉等,左侧前方还邻接胸导管弓。在颈根部,膈神经位于迷走神经外侧,穿锁骨下动、静脉之间进入胸腔(图3-1-24)。

第二节 颈部 X 射线解剖

颈部结构在常规 X 射线检查中，骨骼密度最高，在 X 射线图像上呈白色致密影；颈部软组织及大血管为中等密度，彼此缺乏对比，难以分辨，呈灰白色；咽腔、喉腔及气道内因有气体呈黑色影像。

一、正 位

颈部正位像上，喉及气管与颈椎阴影重叠。在中线上显示为宽带状透明的喉腔、气管轮廓，上段为喉腔，下段为气管，两者以第 6 颈椎下缘为界。喉软骨可因钙化而显示（图 3-2-1）。

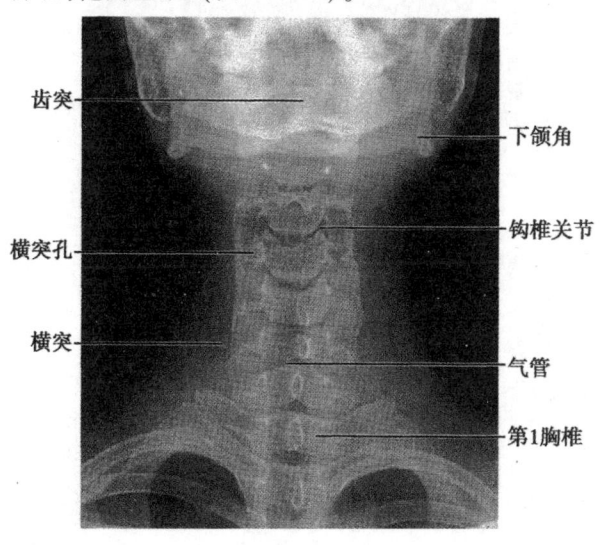

图 3-2-1 颈部正位

二、侧 位

颈椎前方长条形透亮影为咽腔，上达颅底，下续食管，前面与鼻腔、口腔和喉腔相通。以软腭和会厌上端为界，软腭以上的咽腔为鼻咽，会厌上端以下的咽腔为喉咽，两者之间为口咽。咽后壁与颈椎椎体前缘之间为咽后间隙。在舌根下方可见舌骨影。喉上部有会厌软骨，呈叶片状伸向后上方，远端游离。在会厌软骨下端的前下方有时可见甲状软骨前缘的阴影。在甲状软骨阴影内可见一横置的双凸透镜样的透明裂隙，为喉室，其上缘为室带（即假声带），室带上方是喉前庭。在喉前庭阴影内可见自后下向前上走行连接的杓状软骨和会厌软骨的杓会厌皱襞。喉下腔为声带以下到环状软骨下缘的部分，在第6颈椎椎体下缘水平与气管连接（图3-2-2）。

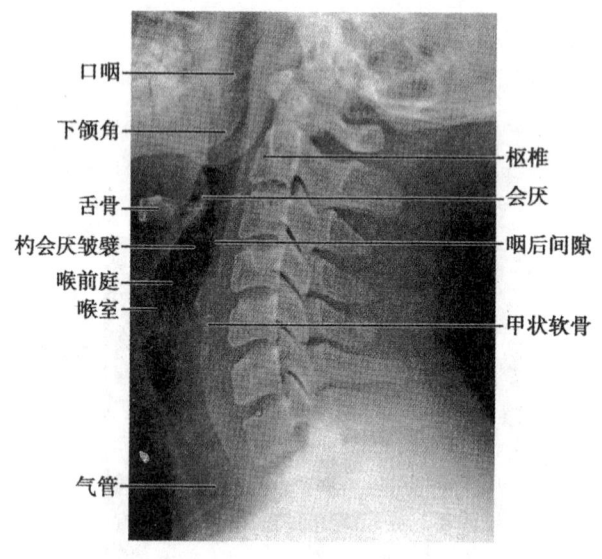

图 3-2-2 颈部侧位

第三节 颈部血管及造影解剖

颈部血供主要来自颈动脉和锁骨下动脉的椎动脉、甲状颈干及肋颈干。颈部静脉回流通过颈浅静脉和颈深静脉。

一、颈动脉造影解剖

左右两侧颈总动脉的起始部位不同，右颈总动脉起自头臂干（无名动脉），左颈总动脉起始于主动脉弓顶端，通常左颈总动脉较右颈总动脉为长。左侧颈总动脉起始位置最常见的变异有两型：一是左颈总动脉开口于头臂干；二是左颈总动脉开口于左锁骨下动脉。颈总动脉沿食管和咽两侧上行，通常于第4颈椎椎体水平分为颈外动脉和颈内动脉，前者向后外方行走，后者向前内上行走。颈总动脉分叉高度的变异通常是双侧性的。通常在分叉之前颈总动脉主干没有分支，血管造影可见血管壁光整，管腔粗细均匀。年轻人颈总动脉较直，老年人较弯曲。颈外动脉主干发出的供应颈部的最主要分支为甲状腺上动脉，其余分支均供应头面部（图3-3-1）。

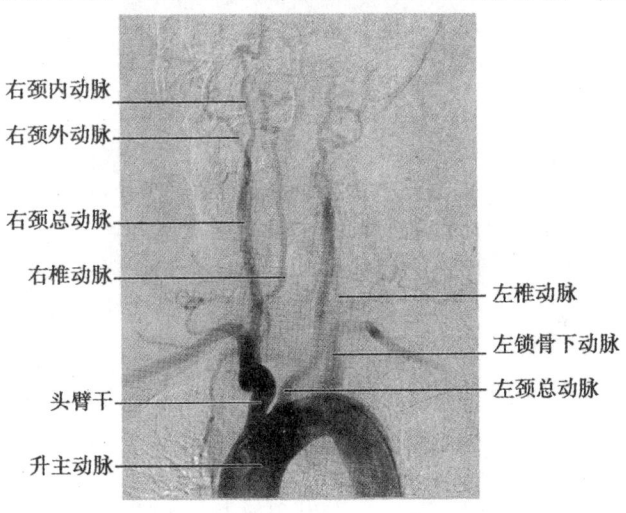

图 3-3-1 主动脉弓造影

二、锁骨下动脉造影解剖

两侧锁骨下动脉的起始部位不同，右侧锁骨下动脉起始于头臂干，左侧锁骨下动脉直接起自主动脉。锁骨下动脉的分支由内向外主要有椎动脉、胸廓内动脉、甲状颈干和肋颈干等（图3-3-2）。

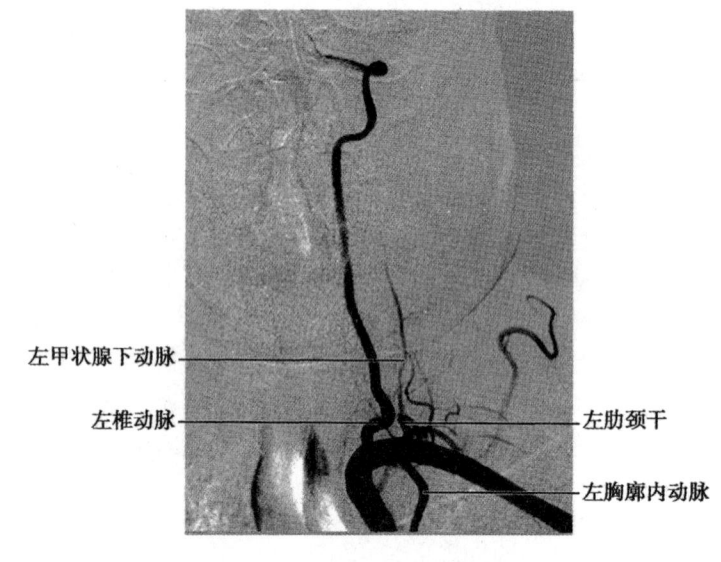

图 3-3-2　左锁骨下动脉造影

（一）椎动脉

椎动脉自锁骨下动脉后壁发出后于第 6 颈椎进入横突孔行走，在椎动脉造影时可见椎动脉管径较颈总动脉纤细，行程相对恒定。双侧椎动脉一侧较粗大者约占 75%，两侧椎动脉管径相当者约占 25%。起源于椎动脉颈段的主要分支有脊髓支和肌支，正常情况下血管造影一般很难发现，在选择性椎动脉造影时有时可见枕动脉和咽升动脉。

（二）胸廓内动脉

胸廓内动脉起于锁骨下动脉，其开口常与同侧椎动脉起始部相对。锁骨下动脉造影或选择性胸廓内动脉造影时可见该动脉纵行向下走行于胸骨外侧缘，行程较直，供应乳房及前胸壁。

（三）甲状颈干

甲状颈干在前斜角肌内附近起自锁骨下动脉，主干很短，随即分出甲状腺下动脉、颈升动脉及肩胛上动脉。选择性甲状颈干造影时，上述三个主要分支清晰可见，甲状腺下动脉向内上行走供应甲状腺下部；颈升动脉向上行走，供应颈部肌肉，更重要的是此支常参与脊髓与脊膜的血液供应；肩胛上动脉向外侧行走，主要供应冈上肌、冈下肌和肩胛骨。

（四）肋颈干

肋颈干为锁骨下动脉外侧的一个重要分支，与甲状颈干相似，肋颈干自锁骨下动脉发出后也形成一很短的主干，并立即分出两个分支及颈深动脉和第一肋间动脉。锁骨下动脉造影或选择性肋颈干造影时可见颈深动脉向上行走而第一肋间动脉向外下方行走，两血管均参与脊髓颈段的血液供应。

第四节　轴位、矢状和冠状断层影像解剖

颈部斜方肌、胸锁乳突肌和舌骨下肌群被共同包被于颈深筋膜浅层内。颈部脏器位置随颈部活动发生变化，当头后仰时，颈部气管与皮肤接近；当头向一侧旋转时，喉、气管、血管等结构转向同侧，而食管则移向对侧。

横断面上可将颈部分为前方的颈部脏器，后方的支持性结构和两侧的血管神经干。①颈部脏器：消化道、呼吸道的颈段及甲状腺被颈深筋膜中层包裹。喉和气管在前，咽和食管在后，甲状腺位于两部分的前外侧。②支持性结构：颈深肌群（椎前肌、斜角肌等），椎体以及臂丛根部和交感干等被覆深筋膜。③血管神经干：在支持性结构与颈部脏器之间的左右侧有颈动脉鞘，在鞘内颈总动脉位于内侧，颈内静脉位于外侧，迷走神经位于两者之间的后方。在颈根部横断面上，还可见到胸膜顶、肺尖以及向两侧延伸的锁骨下血管和臂丛等结构。

颈部断层解剖结构的特点：临床上行颈部影像检查时常应用轴位断层。在 CT 图像中，喉和气管的软骨呈高密度影像，肌肉、甲状腺、血管和淋巴结等呈中等密度影像。

一、轴位断层

颈部轴位断层解剖主要观察颈部脏器、大血管神经干及颈椎在横断面上的位置、形态和毗邻关系。横断面上颈部主要结构被颈深筋膜所包裹，并以椎前筋膜为界，分为前、后两部分。颈部脏器位于前部中间，血管神

经干位于两侧；后部为支持性结构所占据，即脊柱区。

（一）经会厌和舌骨大角的轴位断层

重要结构：喉、颌下间隙、下颌下腺、颈总动脉。

此层面经第 4 颈椎体，达喉咽部，下颌骨几近消失。以舌骨为标志，前方为面部结构，后方为上颈部结构。舌骨舌肌、下颌舌骨肌与封套筋膜之间为颌下间隙，其内有下颌下腺和面动、静脉，封套筋膜包绕下颌下腺形成筋膜鞘。会厌呈新月状。咽侧壁腭咽肌的外侧可见舌骨大角。前方的颈部脏器、后方的支持性结构及两侧的血管神经干均由颈深筋膜中层包裹。舌骨与颈椎之间可见脏器，由前向后依次为舌扁桃体、会厌、喉咽、咽缩肌及咽后间隙。脏器外侧为血管神经干，位于断面两侧的中份，颈深筋膜中层包绕颈总动脉（或颈内动脉）、颈内静脉和迷走神经形成血管神经间隙（颈动脉鞘），上起自颅底，下达前纵隔，该间隙积脓或积血可向下蔓延至前纵隔。颈动脉鞘外侧有胸锁乳突肌，其表面有颈外静脉下行（图 3-4-1）。

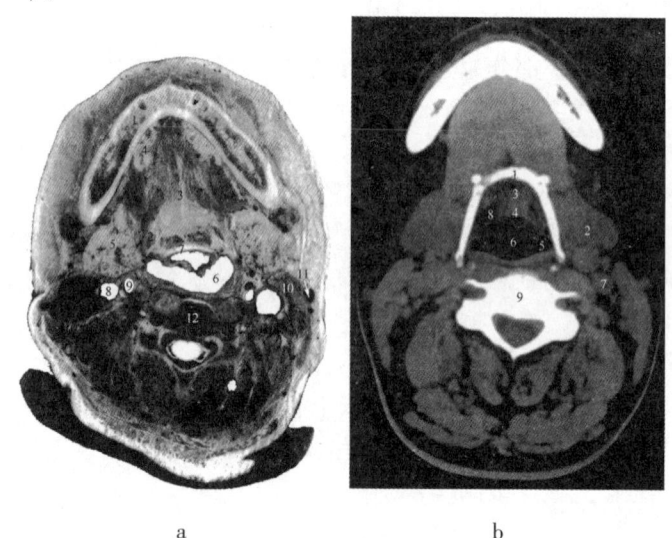

图 3-4-1 经会厌和舌骨大角的横断面标本和 CT 图像

a. 标本（1. 下颌骨；2. 舌骨大角；3. 舌骨体；4. 舌下腺；5. 下颌下腺；6. 喉咽；7. 会厌软骨；8. 颈内静脉；9. 颈内动脉；10. 胸锁乳突肌；11. 颈外静脉；12. 第 4 颈椎）；b. CT 图像（1. 舌骨；2. 下颌下腺；3. 舌会厌正中襞；4. 会厌；5. 梨状隐窝；6. 喉咽；7. 颈内静脉；8. 会厌谷；9. 第 4 颈椎）

在项部：封套筋膜包绕斜方肌，该肌厚度、宽度均增加，筋膜向前延续又分别包绕胸锁乳突肌和下颌下腺，形成各自的鞘。头半棘肌、颈半棘肌位居斜方肌深面。颈椎横突的两侧可见前、中斜角肌。

（二）经舌骨体的轴位断层

重要结构：梨状隐窝、舌骨、会厌、颈动脉鞘。

狭窄的咽后间隙的前方为脏器，后方为支持性结构，两侧为血管神经干。颈深筋膜形成的颈动脉鞘内颈总动脉居内侧，颈内静脉在外侧，迷走神经位于两者之间的后方。被封套筋膜包裹的下颌下腺位于颌下间隙内。舌骨体呈弧形，位于喉和会厌的前方，它们之间有纤维结缔组织。会厌上部出现于舌骨后方，两者间连有舌会厌襞，会厌后方为喉咽。其两侧的深谷，即梨状隐窝，是异物常易滞留的部位；在此平面以下咽外侧间隙消失。颈动脉鞘内：左侧为颈总动脉，右侧为颈内、外动脉分叉处；颈内静脉越向下，管径越粗，迷走神经则越来越细；颈外静脉几乎垂直下行，胸锁乳突肌的位置不断前移，在本断层中，颈外静脉已位于该肌的后外侧（图3-4-2）。

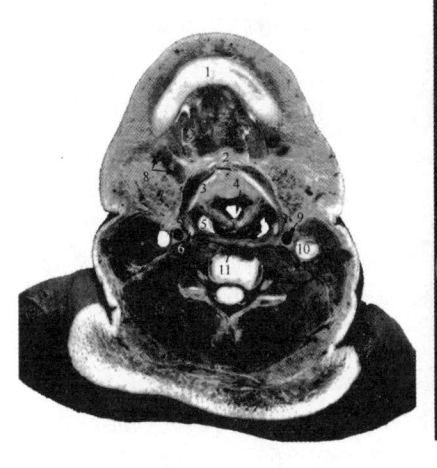

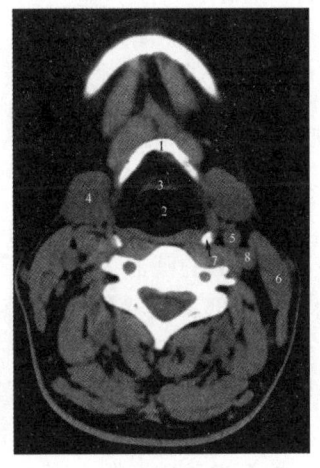

图 3-4-2 经舌骨体的横断面标本和CT图像

a. 标本（1. 下颌骨；2. 舌骨体；3. 甲状软骨；4. 喉咽；5. 梨状隐窝；6. 甲状软骨上角；7. 下颌下腺；8. 下颌下淋巴结；9. 颈内动脉；10. 颈内静脉；11. 咽后间隙）；b.CT图像（1. 舌骨；2. 喉咽；3. 会厌；4. 下颌下腺；5. 颈内动脉；6. 胸锁乳突肌；7. 甲状软骨上角；8. 颈内静脉）

在项部，肌群厚度逐渐增加，宽大的斜方肌、胸锁乳突肌被封套筋膜包绕；头夹肌的前方出现了肩胛提肌；其深面为头半棘肌和颈半棘肌。

(三) 经甲状软骨上份和喉前庭的轴位断层

此断面经甲状软骨上份和第 5 颈椎体。重要结构：喉前庭、甲状软骨和颈动脉鞘（图 3-4-3）。

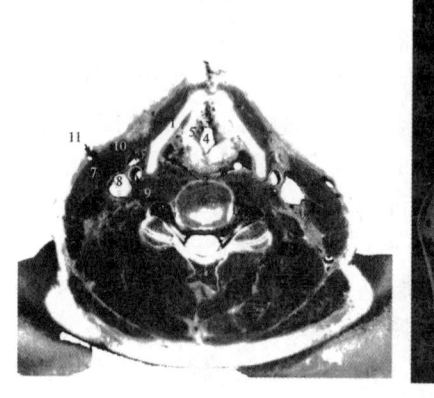

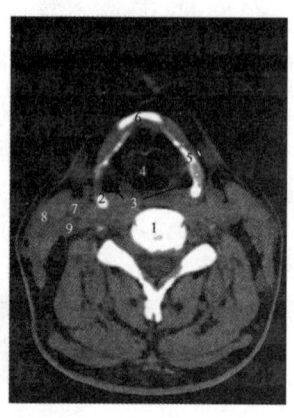

a　　　　　　　　　　b

图 3-4-3　经甲状软骨上份和喉前庭的横断面标本和 CT 图像

a. 标本（1. 甲状软骨；2. 梨状隐窝；3. 会厌软骨；4. 喉口；5. 杓状会厌襞；6. 第 5 颈椎；7. 胸锁乳突肌；8. 颈内静脉；9. 颈内动脉；10. 颈外动脉；11. 颈外静脉）；b. CT 图像（1. 第 5 颈椎；2. 甲状软骨上角；3. 梨状隐窝；4. 喉口；5. 甲状软骨；6. 舌骨；7. 颈总动脉；8. 胸锁乳突肌；9. 颈内静脉）

该断面颈部的脏器、支持性结构及血管神经干均有完整的筋膜包裹。喉和咽位于前部，甲状软骨是断层影像诊断中指示喉腔位置的标志性结构，软骨呈"八"字形向后张开，其间可见喉前庭向后与喉咽相通。颈椎、椎前肌群和项部肌群由椎前筋膜覆盖形成支持性结构，占据断面后份的较大区域；血管神经干位于断面两侧的中份，胸锁乳突肌深面，由深筋膜中层形成颈动脉鞘，鞘内颈总动脉位于内侧，颈内静脉居外侧，两者之间的后方为迷走神经。此层面是呼吸道和消化道的交叉部，在喉口外侧常有异物滞留，咽后壁淋巴组织的脓肿和增生亦十分多见。

(四) 经甲状软骨中份和喉中间腔的轴位断层

此断面经甲状软骨中份和第 6 颈椎体。重要结构：甲状软骨、甲状腺、喉中间腔、咽后间隙和颈部筋膜。

该断面皮肤与封套筋膜之间为浅筋膜，内有颈阔肌、颈浅静脉和皮神经等结构。颈深筋膜的三层结构清晰可见：①封套筋膜（浅层）在颈前部分浅、深二叶包绕舌骨下肌群，在颈侧部包绕胸锁乳突肌和斜方肌，形成两肌的鞘。②内脏筋膜（中层）包裹颈部深层结构，并将其分隔成若干区域：包绕甲状腺，形成其假被膜；在咽后壁形成颊咽筋膜，此膜上附颅底，向下随食管入后纵隔；在颈侧区形成颈动脉鞘，鞘内可见颈深淋巴结。③椎前筋膜（深层）在两侧覆盖前、中、后斜角肌，向后与颈后部筋膜相续，此筋膜的深面可见颈交感干。

该断面可见喉、前庭襞和前庭裂、杓状软骨，两侧出现甲状腺上极。甲状软骨板前端靠近，后端分开，略呈倒置的"V"字形，其前端为喉结。甲状软骨之间可见缩窄呈矢状位的喉中间腔，呈椭圆形，其后外侧为杓状软骨，后表面被杓横肌覆盖。喉咽腔位于喉的后方，呈弧形裂隙状。颈动脉鞘外侧为胸锁乳突肌，鞘的前方有时可见进入甲状腺的喉上神经、甲状腺上动脉和甲状腺上静脉（图3-4-4）。

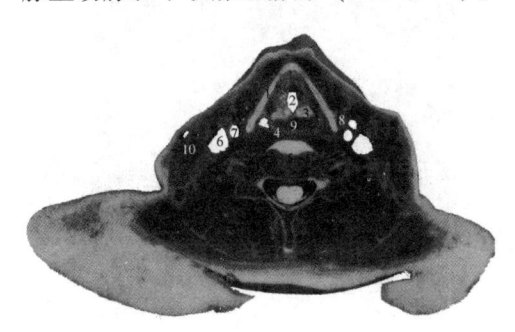

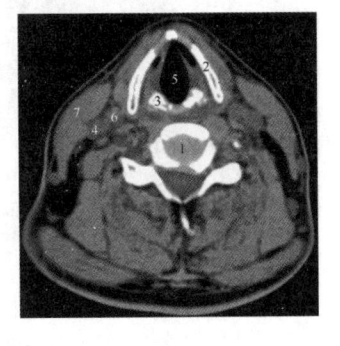

图3-4-4　经甲状软骨中份和喉中间腔的横断面标本和CT图像

a．标本（1.甲状软骨；2.喉中间腔；3.杓状软骨；4.喉咽；5.第6颈椎；6.颈内静脉；7.颈总动脉；8.甲状腺；9.杓横肌；10.胸锁乳突肌）；b．CT图像（1.第6颈椎；2.甲状软骨；3.杓状软骨；4.颈内静脉；5.喉中间腔；6.颈总动脉；7.胸锁乳突肌）

在超声检查中，可根据甲状腺超声图像观察其形态、测量其大小，并可以观察其血流图像。在CT和MRI检查中，甲状腺表现为包绕于喉和气管、咽和食管前外侧的均质，对称的楔形结构。

（五）经声襞和环状软骨板的轴位断层

此断面经第6、7颈椎椎间盘及环状软骨。重要结构：环状软骨、声襞、甲状腺和颈动脉鞘。

该断面上可见喉、甲状腺，喉中间腔渐窄呈矢状位，其两侧的白色结构为声襞，左、右两侧声襞之间为声门裂，是喉腔中最狭窄的部位，成人男性长 2~3 cm，女性长 1~7 cm。声门裂处黏膜下组织较疏松，炎症时易水肿，也是喉癌的好发部位。小儿喉较小，常因水肿引起喉阻塞，导致呼吸困难。声门裂后端两侧有杓状会厌襞，分隔喉腔和咽腔。甲状软骨前端融合，可见喉结；半环形的环状软骨位于甲状软骨下角的内侧。甲状软骨周围有运动软骨的肌附着，其外侧为甲状腺侧叶，断面体积增大，由内脏筋膜包裹。咽腔较窄，向下与食管相续。两侧的胸锁乳突肌向前正中线靠拢，颈外静脉已位于其表面后外侧。项部斜方肌渐变宽厚，其深面依次是肩胛提肌、头夹肌、头半棘肌和颈棘肌。颈椎横突外侧，前、中斜角肌之间为斜角肌间隙，有臂丛经过（图 3-4-5）。

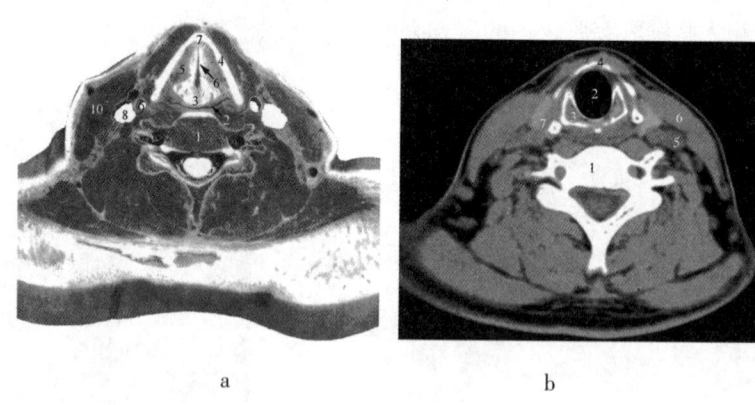

图 3-4-5 经声襞和环状软骨板的横断面标本和 CT 图像

a. 标本（1. 第 6 颈椎；2. 喉咽；3. 环状软骨板；4. 甲状软骨；5. 环甲肌；6. 声襞；7. 喉结；8. 颈内静脉；9. 颈总动脉；10. 胸锁乳突肌）；b. CT 图像（1. 第 6 颈椎；2. 声门下腔；3. 杓状软骨；4. 甲状软骨（侧叶）；5. 颈内静脉；6. 胸锁乳突肌；7. 甲状腺）

（六）经环状软骨和声门下腔的轴位断层

此断层经第 7 颈椎及环状软骨。重要结构：环状软骨、声门下腔、甲状腺和颈动脉鞘。

颈前区由浅至深依次为皮肤、浅筋膜（颈阔肌）、封套筋膜包绕胸锁乳突肌、内脏筋膜包绕舌骨下肌群和甲状腺、椎前筋膜、椎前肌、颈椎。喉腔由狭窄的声门裂逐渐扩大变圆，移行为声门下腔，下通气管，且被环状软骨环绕。环状软骨外侧为甲状腺侧叶（下极），被内脏筋膜包裹，体积较大,断面形态为前内侧锐薄后外侧圆钝的楔形,一般呈对称分布。甲状腺前面有舌骨下肌群覆盖,侧叶前内侧贴近喉、咽,后内侧与喉返神经相邻,后外侧有颈总动脉、颈内静脉、迷走神经及颈交感干经过,甲状腺肿大时可压迫邻近结构。喉前方的层次由浅至深为皮肤、浅筋膜、封套筋膜和舌骨下肌群。急性喉阻塞时,切开上述层次,经甲状软骨下缘和环状软骨弓之间的环甲膜达声门下腔,以改善通气状况。咽腔在此断面已续为食管。椎前筋膜浅面、胸锁乳突肌与斜方肌之间为颈后三角,内有副神经、臂丛根部、血管和结缔组织,该三角是颈部 CT 和 MRI 影像中恒定看到的结构,为确定方位的标志性区域(图 3-4-6)。

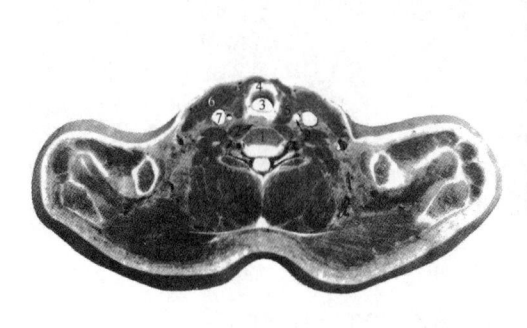

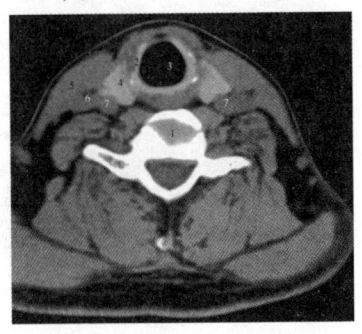

图 3-4-6 经环状软骨和声门下腔的横断面标本和 CT 图像

a. 标本(1. 第 6 颈椎;2. 食管;3. 声门下腔;4. 环状软骨板;5. 甲状腺;6. 胸锁乳突肌;7. 颈内静脉;8. 颈总动脉);b. CT 图像(1. 第 6 颈椎;2. 环状软骨;3. 声门下腔;4. 甲状腺;5. 胸锁乳突肌;6. 颈内静脉;7. 颈总动脉)

项部斜方肌深层依次是小菱形肌、肩胛提肌、头夹肌、头半棘肌和颈棘肌。颈椎体前方的颈长肌被椎前筋膜覆盖;颈椎横突两侧为前、中、后斜角肌,斜角肌间隙内有臂丛穿过。颈后三角、锁骨上淋巴结和锁骨下血管,是胃癌、食管癌易转移处。

二、冠状断层

颈部的冠状断面主要观察咽、喉部的结构。喉是一个结构复杂、功能重要的器官,冠状断层可显示喉的全貌。

喉的冠状断面中央矢状裂隙为喉腔,其向两侧凹陷的腔隙为喉室。喉腔侧壁上、下各有一对突入腔内的黏膜皱襞。喉室上部向内突出的皱襞为前庭襞，两侧前庭襞之间的裂隙称前庭裂；下部向内突出的皱襞为声襞，两侧声襞之间的裂隙称声门裂。声门裂是喉腔中最狭窄的部分，成年男性长约 23 mm，女性的长约 17 mm。喉腔借前庭裂和声门裂分为三部分，上部为喉前庭，中间为喉中间腔，下部为声门下腔（图 3-4-7）。声门下腔的黏膜下组织比较疏松，炎症时易引起水肿。小儿喉腔较小，常因水肿而引起喉阻塞，导致呼吸困难。

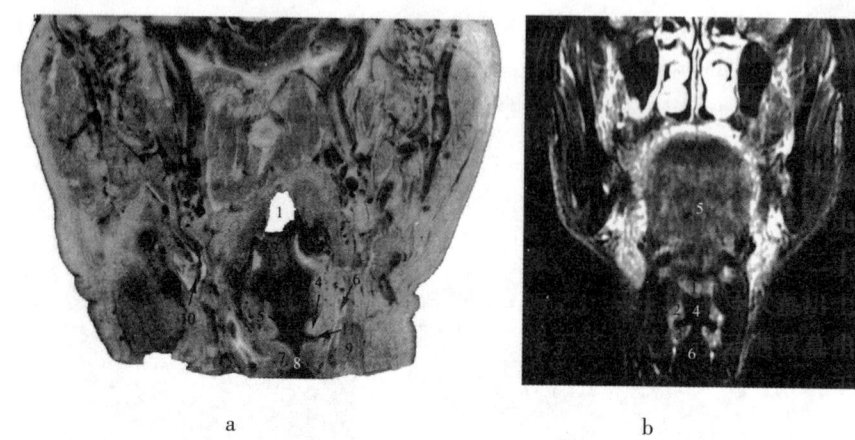

图 3-4-7　喉的冠状断面标本和 MR 图像（T_1WI）

a. 前半后面观标本（1. 口咽；2. 会厌；3. 喉前庭；4. 前庭襞；5. 前庭裂；6. 甲状软骨；7. 声襞；8. 声门裂；9. 甲状腺；10. 颈外动脉；11. 喉室）；b. MR 图像（1. 会厌；2. 前庭襞；3. 声襞；4. 喉前庭；5. 舌；6. 声门下腔）

三、矢状断层

颈部矢状断层脊柱位于中轴部位，其前方紧贴咽和食管颈段，喉和气管颈段位于最前方，甲状腺附于喉和气管颈段的前外侧，颈部大血管和神经干纵向排列于两侧。

颈部以正中矢状断面为标准断面。正中矢状断面在舌的后下方为会厌，会厌下方为喉与气管。在喉断面上份可见两个皱襞，上方横行皱襞为前庭襞，下方横行皱襞为声襞，两皱襞中间的向外侧的凹陷为喉室。两皱襞前端有甲状软骨前角的断面，两襞后端为杓横肌。声襞下方为声门下腔，前面有环状软骨弓的断面，后面有环状软骨板的断面。喉的断面下方为气管的纵剖面，前面有气管软骨的断面，第 1~2 气管软骨环前方，可见甲状腺峡部的断面。在甲状腺峡部前方有胸骨舌骨肌和胸骨甲状肌。喉和气管剖面的后方，为喉咽与食管的剖面，呈纵行狭窄裂隙，贴于脊柱前方。脊柱可见椎体、椎管和棘突三部分剖面。椎体剖面呈方形，相邻两椎体之间有白色椎间盘相分隔。椎管内容脊髓，有被膜包裹。椎管后方为棘突的剖面，棘突之间有棘间韧带和横突棘肌相连（图3-4-8）。

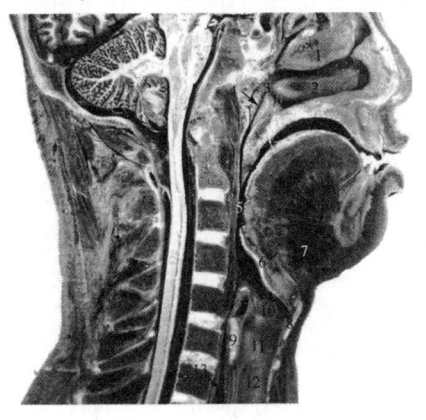

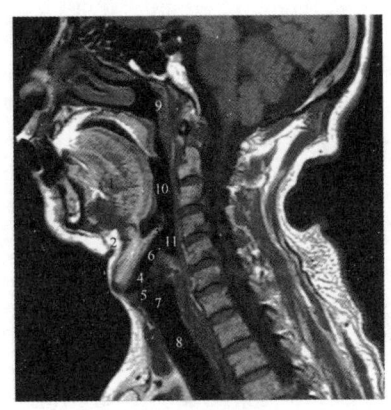

图3-4-8 颈部正中矢状断面标本和MR图像

a. 标本（1. 中鼻甲；2. 下鼻甲；3. 鼻咽；4. 咽鼓管咽口；5. 口咽；6. 会厌软骨；7. 舌骨；8. 甲状软骨；9. 环状软骨板；10. 喉前庭；11. 声门下腔；12. 气管；13. 食管）；b. MR图像（1. 舌；2. 舌骨；3. 会厌；4. 前庭襞；5. 声襞；6. 喉前庭；7. 声门下腔；8. 气管腔；9. 鼻咽；10. 口咽；11. 喉咽）

第五节　颈部影像临床应用与分析

一、甲状腺肿瘤产生的压迫症状及其手术并发症的分析

甲状腺肿大、甲状腺瘤或甲状腺手术后为什么会出现声音嘶哑，这是因为肿大的甲状腺压迫了喉返神经，喉返神经支配大部分的喉肌，喉肌的收缩完成喉的通气和发音功能，由于喉返神经受压或受伤，使喉肌不能有效的收缩，产生了声音嘶哑，重者影响呼吸。上述疾病可出现手足抽搐，

这是因为影响了甲状旁腺，甲状旁腺贴在甲状腺侧叶的后面，其分泌的激素能调节钙和磷的代谢，维持血钙平衡，损伤后使激素水平下降，血钙减少，导致肌肉神经接合处的收缩、松弛反应消失，出现肌肉痉挛及手足抽搐症状。上述疾病还可出现 Horner's 综合征，这是由于肿大的甲状腺如向后外方压迫颈交感干，颈交感干的一部分分支直接至邻近的动脉，形成相应的神经丛并伴随动脉的分支分别分布于头颈部和上肢的腺体、平滑肌、血管和瞳孔开大肌等。如果该段受压时可出现交感神经紊乱的症状，如瞳孔缩小、上睑下垂及眼球内陷等，称为 Horner's 综合征。患者大部分甲状腺切除术后，出现饮水呛咳，声音无改变，可能有喉返神经损伤、气管损伤、喉上神经损伤和交感神经损伤的原因；患者声音无改变可排除喉返神经损伤的原因，咽肌参与吞咽的功能，吞咽障碍造成饮水呛咳，喉上神经发出分支支配咽肌，因此喉上神经损伤较为恰当。甲状腺大部分切除一般出现呼吸困难与窒息、喉返神经损伤、手足抽搐以及喉上神经损伤的症状。其相关结构与甲状腺关系密切，甲状腺大部分切除均有可能损伤相应的结构，影响其功能，产生相应的症状，而打呃与膈肌及其膈神经相关，膈神经远离甲状腺，甲状腺大部分切除一般不会影响到膈神经。

二、锁骨上方臂丛神经阻滞麻醉与解剖关系的分析

在锁骨上方将局部麻醉药注入臂丛神经干周围使其所支配的区域产生神经传导阻滞的麻醉方法称为锁骨上方的臂丛神经阻滞麻醉，适用于手、前臂、上臂及肩部各种手术。根据穿刺部位不同可分为以下两种方法。①肌间沟法：在锁骨上方胸锁乳突肌后缘触及前、中斜角肌与肩胛舌骨肌共同形成的一个三角形间隙，三角形底边处可触及锁骨下动脉搏动，穿刺点即相当于环状软骨边缘第六颈椎水平。肌间沟法麻醉的穿刺部位与膈神经、喉返神经和交感干相邻，麻醉中可能会出现霍纳综合征、喉返神经和膈神经阻滞等意外与并发症。②锁骨上径路：在锁骨中点上约 1 cm 处向内、后、下方向进针，朝向第一肋，无异感出现可沿肋骨扇形注药，即为锁骨上径路臂丛神经阻滞麻醉。由于其径路与胸膜顶、膈神经相邻，有可能会发生气胸或膈神经阻滞的并发症。

第四章　胸部影像解剖与临床应用

胸部（thorax）位于颈部与腹部之间，其上部两侧借上肢带骨与上肢相连。本章将对胸部影像解剖与临床应用的相关知识进行说明。主要内容包括胸部境界与分区、重要体表标志、胸部 X 射线解剖、胸部断面解剖以及胸部影像解剖临床应用等。

第一节　胸部概述

一、境界及分区

胸部（thorax）：上界以颈静脉切迹、锁骨上缘、肩峰至第 7 颈椎棘突的连线。下界为胸廓下口。底为膈肌封闭。胸部的表面界线与其胸腔的范围不一致，胸壁比胸腔长。胸壁不仅容纳和保护胸腔器官，同时也掩盖上腹部部分器官，如肝、胃、脾等。

胸部由胸壁和胸腔两部分组成。

胸壁（thoracic wall）：以胸廓为支架，表面覆以皮肤、筋膜和肌等软组织，内面衬胸内筋膜。胸壁分为胸前外侧区和胸后区。

胸壁和膈围成胸腔（thoracic cavity），胸腔两侧部容纳肺和胸膜囊，中部为纵隔。

二、重要体表标志

（1）颈静脉切迹（jugular notch）：为胸骨柄上缘的切迹，平对第 2、第 3 胸椎之间。

(2) 胸骨角（sternal angle）：胸骨柄与胸骨体连接处微向前突的角。该角两侧平对第 2 肋软骨，是计数肋的标志。向后平对第 4 胸椎体下缘，纵隔内一些重要器官在此平面行程和形态改变，如主动脉弓与升、降主动脉的分界，气管分为左、右主支气管，胸导管由右转向左行，左主支气管与食管交叉等。

(3) 剑突（xiphoid process）：上接胸骨体处，称剑胸结合，平对第 9 胸椎。

(4) 锁骨（clavicle）和锁骨下窝（infraclavicular fossa）：锁骨从颈静脉切迹至肩峰全长均可触及，其中，外 1/3 交界处下方有一凹陷称锁骨下窝。窝深处有腋动脉、静脉和臂丛通过。

(5) 肋弓（costal arch）和胸骨下角（infrasternal angle）：剑突两侧向外下可触及肋弓，由第 7、8、9、10 肋软骨相连而成，是肝、脾的触诊标志。两侧肋弓与剑胸结合共同围成胸骨下角，角内有剑突。剑突与肋弓之间的角为剑肋角，左剑肋角是心包穿刺的常用部位。肋弓的最低部位是第 10 肋，此处平对第 2、第 3 腰椎体之间。

(6) 肩胛下角：两臂下垂时，下角平对第 7 肋。

第二节　胸部 X 射线解剖

胸部结构具有良好的自然对比，X 射线检查能够较清晰地显示胸部主要解剖结构。其中，骨骼密度最高，呈亮白影；胸壁软组织及心脏、大血管密度次之，呈灰白色影；而肺组织密度最低，呈黑色影（俗称透亮影）。在肺组织背景上，可见自肺门向肺外围呈放射状分布、由粗逐渐变细的树枝状阴影，称为肺纹理。它主要是肺动脉的投影，肺静脉、支气管和淋巴管也参与形成，于肺周边 1 cm 范围内一般无肺纹理可见。肺纹理的疏密、粗细、分布以及有无扭曲、变形与移位等情况有助于肺部疾病的诊断。胸部 X 射线检查的缺点是前后结构重叠，纵隔结构及肺细微解剖结构显示不及 CT。

第四章 胸部影像解剖与临床应用

一、胸廓与胸膜 X 射线解剖

(一) 软组织

两侧胸大肌重叠于两侧肺中野外侧，显示为均匀的片状阴影，其外缘境界清楚锐利，向上延伸到腋窝。尤其肌肉发达的男性胸大肌影较明显。少数人两侧胸大肌可不对称，肌肉发达侧的肺野密度可轻度增高，不可误认为病变。锁骨上皮肤皱褶是锁骨上皮肤与皮下组织的投影，与锁骨上缘相平行，呈中等密度的薄层软组织阴影，约 2~3 mm 至 1 cm 厚（图 4-2-1）。

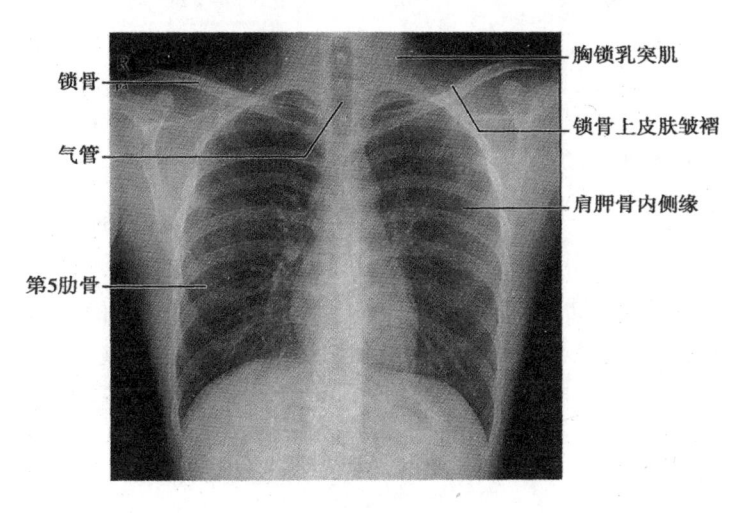

图 4-2-1 胸壁软组织影（男性）

女性乳房常在两肺底形成密度增高的半圆形阴影，一般外下界清楚并与腋部软组织影连续，有时两侧乳房发育不等则阴影的大小与密度之高低均不同。女性乳头影多表现为在两侧肺下野边缘清楚的小圆形致密影（图 4-2-2），其形态很像结节性病灶，但乳头大多是对称的，此点可区别于病灶。有时男性乳头也可在肺中野呈较小的圆形阴影。

影像解剖与临床应用

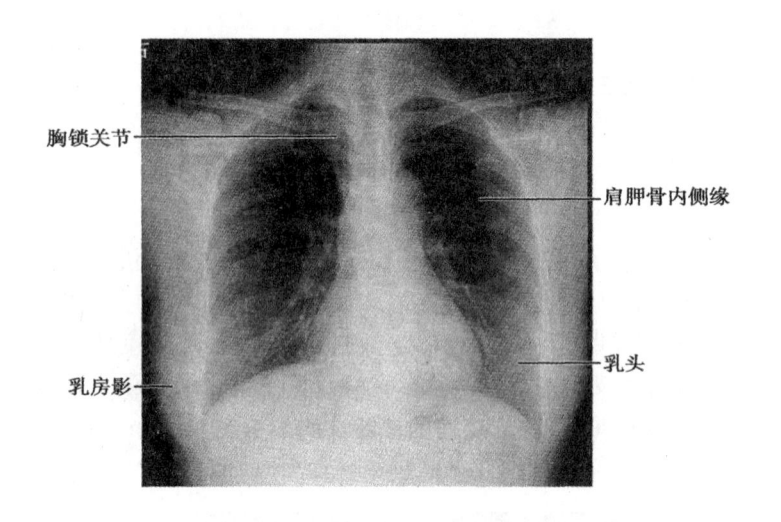

图 4-2-2 女性乳房及乳头影

（二）骨骼

前有胸骨，后有脊柱，两侧肋骨环绕构成胸廓。此外还有肩胛骨及锁骨。

肋骨共 12 对，肋骨前后端不在同一水平上，自后上向前下斜行。常以肋骨作为胸部病变的定位标志。肋骨前段为软骨，在未钙化前，X 射线片上不显影，因此，肋骨前部呈"游离"状态。约 25~30 岁起，第 1 肋软骨开始有不同程度的钙化，钙化的肋软骨在肋骨与胸骨间呈断续或连续的片状、条状、颗粒状或块状钙化影。肋骨先天变异较为常见，以颈肋、叉状肋、肋骨融合较常见。

胸骨由胸骨柄、胸骨体和剑突构成。在正位片上，大部分胸骨与纵隔阴影相重叠，只有胸骨柄的两侧缘可以突出于纵隔阴影之外，勿误为纵隔阴影增宽。胸椎正位片上脊柱和纵隔影相重叠，如拍片条件适当，因为透亮的气管影的衬托可以显示上部的四个胸椎，在心脏后的胸椎仅隐约可见。

在标准后前位胸片上，两侧锁骨的内端应与中线等距，位于胸廓的上部，同第 1 肋骨前端相重叠。锁骨稍呈"〜"形，其内端与胸骨柄相连构成胸锁关节，外端与肩胛骨肩峰相连形成肩锁关节（图 4-2-1）。

— 108 —

（三）胸膜

胸膜菲薄，X射线平片不能显示，在叶间裂、胸膜返折处和胸膜窦，可见其投影。

二、气管、支气管与肺X射线解剖

（一）气管、支气管

气管与支气管影像在高千伏、体层摄影和支气管造影时可以较清晰显示。正位片上，气管呈带状低密度阴影，由颈部正中向下延伸到第5、第6胸椎水平，分为左、右主支气管。气管上中段较清楚，下段因与主动脉弓阴影重叠较模糊。颈段气管较狭细处称气管甲状腺峡部。侧位片上，气管阴影位于上纵隔中部，从前上斜向后下与冠状面成15°~20°角。气管前壁影隐于腋前皮肤皱襞和上腔静脉的带状阴影内。气管后壁呈宽3~4 mm条状致密影，为气管膜部和食管的共同投影。

右主支气管长14 cm，与体轴成20°~30°角；左主支气管较长，约4~7 cm，与体轴线成40°~50°角。左、右主支气管夹角为60°~80°。肺段以下支气管缺乏对比，需造影才能显示。

（二）肺

胸廓内及纵隔两旁含气肺组织在X射线上显示的透亮区域为肺野。通常两侧肺野透亮度相同，两肺各肺叶与肺段之间无明显分界，临床上为了方便描述病变部位常将一侧肺野纵向分为弧形三等分，称为内带、中带和外带。又分别以第2、第4前肋下缘作水平线将一侧肺野分为上、中、下肺野（图4-2-3）。

左肺分上、下两叶，右肺分上、中、下三叶。两肺各叶在正位上前后重叠，只能根据支气管和肺血管的分布状况，结合侧位片大致推断各肺叶的位置（图4-2-4）。每个肺叶含有2~5个肺段，其间无胸膜分隔。每个肺段与相应的段支气管同名，根据血管纹理分布大致可推断各肺段的位置与范围。肺段的形态多呈楔形，尖段指向肺门，底朝向肺外围。

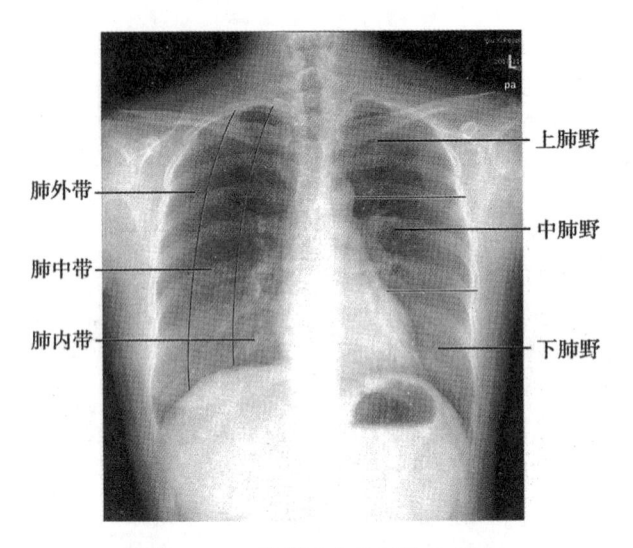

图 4-2-3　肺野及肺带划分示意图

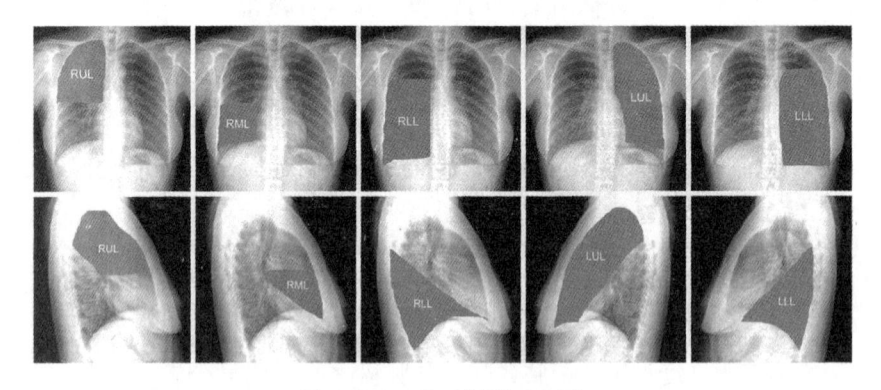

图 4-2-4　肺叶投影示意图

RUL：右上叶；RML：右中叶；RLL：右下叶；LUL：左上叶；LLL：左下叶

（三）肺门

X 射线上所指肺门是肺动脉穿出纵隔后至肺段动脉分叉处的整个行径以及与其伴行的支气管和上肺静脉干的综合投影，其中肺动脉是主要成分。

正位片上，两侧肺门各分上下两部分，上下两部分交界角称肺门角，顶点称肺门点，是确定肺门的标志。左肺门一般较右侧高出 1~2 cm。右肺门上部由上肺动、静脉和后回归动脉构成，右肺门下部主要由右下肺动脉干构成，约占右肺门的 2/3。正常成人右下肺动脉干宽度不大于 15 mm。左肺门上部为左肺动脉弓，呈边缘较光滑的半球形阴影，直径 2~2.5 cm。下部由左下肺动脉及分支构成，由于左心缘的掩盖，通常仅可见其一部分（图 4-2-5）。

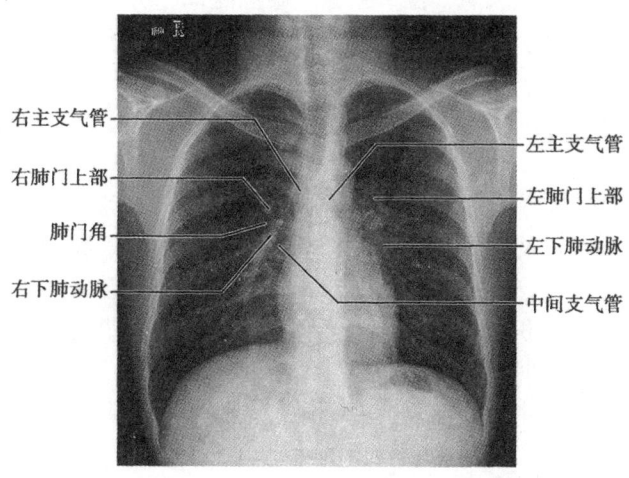

图 4-2-5　肺门（正位）

侧位片上，左右肺门部分重叠。以气管轴线为界，右肺门大部分与气管影重叠或位于其前偏下方，左侧肺门大部分位于气管轴线后上方（图 4-2-6）。

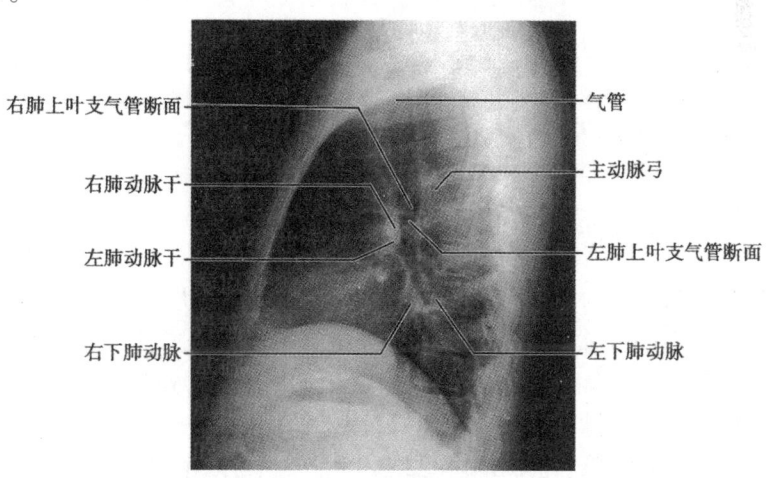

图 4-2-6　肺门（侧位）

三、横膈 X 射线解剖

横膈为一薄的腱膜肌，位于胸腔、腹腔之间，分为左右两半，各呈圆顶形，可上下移动。横膈本身具有主动脉孔、食管裂孔、腔静脉孔和胸膜裂孔等，某些情况下腹腔内脏器可能通过这些裂孔疝入胸腔。

（一）后前位

站立后前位胸片上，膈的顶部呈圆形，其最高点为膈顶。膈高度一般位于第 5 或第 6 前肋水平。瘦长体型的人略低一些，矮胖体型者膈肌位置略高。一般右膈顶高于左膈顶 1.5~3.0 cm，左膈低是由于心脏偏左，如胃泡扩张或结肠脾曲积气升高时，可推移左膈向上，左膈可高于右膈。仰卧位时膈位置比立位时升高 3 cm。

右膈顶位于肺中线略偏内，左膈顶因心脏下压，最高点偏外。膈顶部内侧端与心脏构成心膈角，心膈角的清晰度及角度大小与心型、心包脂肪垫有关。膈外侧与胸壁形成深而锐利的肋膈角。肋膈角是锐角，即使在深呼吸时也是锐角。

（二）侧位

侧位片上，横膈显示前高后低，前端与前胸壁形成前肋膈角，后部与后胸壁形成深而锐利的后肋膈角，为横膈的最低点。

四、纵隔及心脏大血管 X 射线解剖

（一）纵隔分区

纵隔位于两肺的中间成为中部阴影，前有胸骨，后与脊柱重叠。纵隔通常分为 9 个区，沿第 4 胸椎下缘和胸骨柄下缘划一连线，为上纵隔与中纵隔的分界，通过第 8 胸椎的下缘的水平线为中、下纵隔的分界。胸骨之后，心脏、升主动脉和气管之前的较透亮的倒置狭长三角形区域为前纵隔，其中主要有胸腺和前纵隔淋巴结。食管为中后纵隔的分界线，食管及其以后的组织脏器为后纵隔，主要包含食管、降主动脉、胸导管中下段、奇静脉、半奇静脉、交感神经干及后纵隔淋巴结。前后纵隔之间为中纵

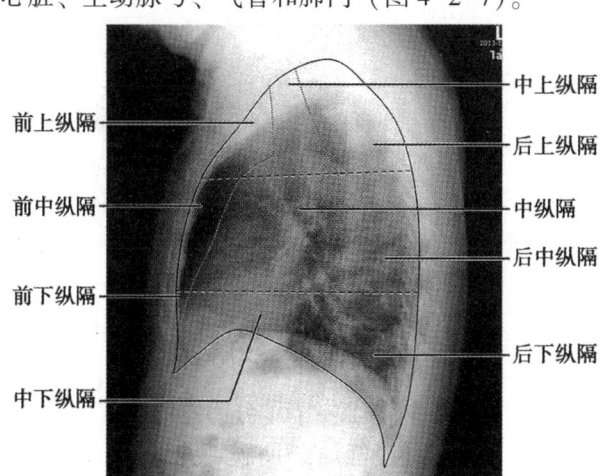

隔，主要有心脏、主动脉弓、气管和肺门（图4-2-7）。

图4-2-7 纵隔分区（九分法）

（二）心脏大血管

心脏大血管的大部分边缘与含气的肺组织相邻，X射线能很好地显示，但只能显示其平面投影轮廓。心脏大血管内部结构缺乏自然对比，平片难以清楚显示。

1. 后前位

心脏阴影形态随年龄、呼吸相、体型和膈的位置而异，可分三种类型。①斜位心：见于胸廓宽度一般者，心轴与水平线约成45°，绝大多数正常青年人的心脏属此型；②横位心：见于较肥胖型的人，其胸廓较宽，心轴与水平线的夹角<45°，心脏约3/4横置于左胸部；③垂直型心（滴状心）：见于无力型的人，其胸廓狭长，膈位较低，心轴与水平线之角度>45°。测量心胸比率是确定心脏有无增大最简单的方法。心胸比率为心脏最大横径与通过右侧膈顶之胸廓内径的比值，正常成人心胸比率≤0.5（图4-2-8）。

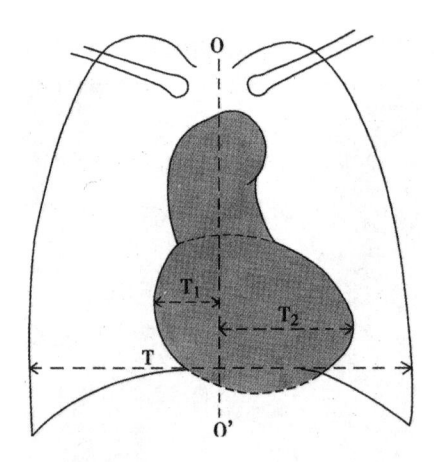

图 4-2-8 心胸比率测量示意图

OO'：胸正中轴线；T_1+T_2：心脏横径，为心影左右缘最突出点至胸正中轴线的距离之和；T：胸廓最大横径，经右侧膈顶平面胸廓两侧肋骨内缘间连线长度

心脏大血管投影与胸骨、胸椎和肋骨等重叠，其右缘可分为上、下两个扁平的弓部。上弓由血管阴影构成，在幼年和青年人此弓主要为上腔静脉的边缘，升主动脉隐于其内；中老年人则主要由升主动脉右缘构成，向外凸出更为显著。下弓较上弓更为膨隆，由右心房构成。正常情况下，右心室不参与下弓的构成。深吸气时右心膈角处可见到下腔静脉或肝静脉影。

心影左缘由 4 弓组成，由上到下依次为主动脉结、肺动脉段、左心耳和左心室段。第 1 弓由主动脉弓远端及降主动脉起始段形成。年轻人主动脉结影突出不显著，老年人由于主动脉伸展迂曲导致其位置升高，并向左侧肺野突出；第 2 弓又称心腰，由肺动脉干左缘和左肺动脉构成，肺动脉常较平直或稍内凹；第 3 弓为左心耳，不明显，长仅 1~2 cm；第 4 弓为左心室段，主要为左心室流出道的前壁构成，明显向左侧肺野突出。该段下端内收形成正位片上的心尖。心尖一般位于膈上。心尖外侧及左侧心膈角被心包脂肪垫充填，为密度较低的三角形阴影（图 4-2-9）。

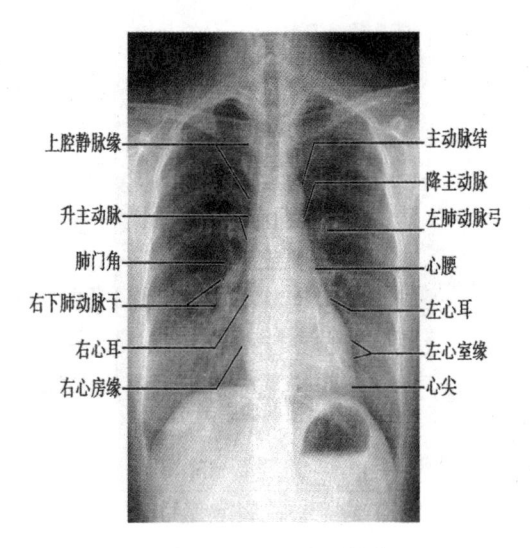

图 4-2-9　心脏后前位

2. 左侧位

心脏大血管影居中偏前，呈斜置的椭圆形。心影前缘上部为升主动脉前壁，下部为右心室流出道，上、下两部分交界处呈钝角。升主动脉前缘和胸骨后缘之间的距离为 0.5~2.0 cm，不超过 3 cm。心前缘与前胸壁之间构成尖端朝下的三角形为胸骨后间隙。约在第 4 前肋水平以下的心前缘（右室前壁）与胸骨阴影相连，相接点到膈顶距离不小于 4 cm，否则为右心室增大。心前缘下端向后弯曲，与胸骨、膈之间形成一个小三角形透亮区。

心影后缘起于气管隆嵴下水平，上部阴影较模糊，往下轮廓逐渐清晰，自上而下由左心房段和左心室段组成，形成一支较光滑又略向后膨隆的弧线。左心室后下缘呈弧形弯向前部与膈顶形成锐利的后心膈角，下腔静脉可显示于心后间隙内。

心影膈面的前 1/3 为右心室，后 2/3 为左心室，室间隔下端约位于心膈面的前中 1/3 处（图 4-2-10）。

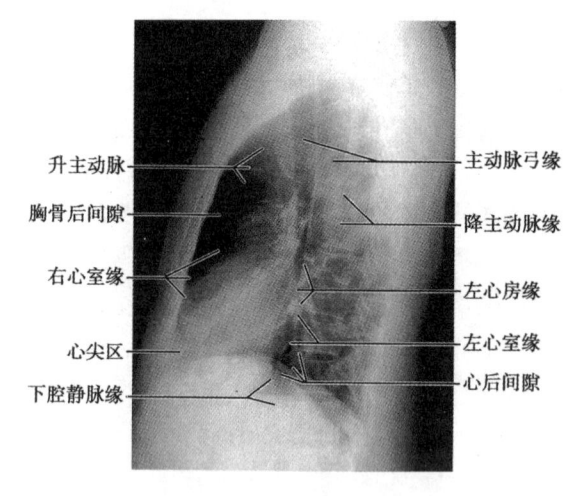

图 4-2-10 心脏左侧位

第三节 胸部血管及影像解剖

胸部的大血管主要是出入心的血管,它主要包括入心的上、下腔静脉,肺静脉,和出心的肺动脉、主动脉及其分支。冠状动脉则是营养心脏的动脉,包括左、右冠状动脉。

一、主动脉

主动脉(aorta)从左心室发出,分为升主动脉、主动脉弓和降主动脉。降主动脉以膈肌的主动脉裂孔为界,又分为胸主动脉和腹主动脉。升主动脉自左心室主动脉口发出,向前上右方斜行,至右第 2 胸肋关节上缘处移行为主动脉弓,正常升主动脉直径为 27~37 mm,全长约为 5 cm。升主动脉的根部主动脉左窦和右窦分别发出左冠状动脉和右冠状动脉。升主动脉位于肺动脉主干的右后方,右侧为右心房和上腔静脉,其后方与左心房和肺动脉右支相邻。

主动脉弓自右侧第 2 胸肋关节上缘处起始,向上经气管前方转向左侧,下行至第 4 胸椎体下缘移行于胸主动脉。自主动脉弓上缘发出 3 个分支,自右向左依次为头臂干、左颈总动脉和左锁骨下动脉。主动脉弓的右后方与上腔静脉、气管和食管相邻。

胸主动脉是降主动脉的第一段，在第 4 胸椎下缘由主动脉弓延续而来，下至第 12 胸椎下缘穿膈肌主动脉裂孔移行为腹主动脉，长约 20 cm。胸主动脉的前方与左肺根、左心房等毗邻，其后方毗邻脊柱、半奇静脉和副半奇静脉，左侧有左纵隔胸膜，右侧为奇静脉、胸导管和右纵隔胸膜。食管与胸主动脉关系密切，在左肺根后方，食管居于主动脉右侧，然后食管经主动脉前至其左侧。主动脉的管径在升主动脉起始部较粗，向远端管径逐渐变细，降主动脉的管径为 21~29 mm。

心血管造影或 CTA 三维成像可见左心室在前后位呈斜置椭圆形，侧位略呈三角形。正位片可见主动脉起自左心室流出道上端，二者间有主动脉瓣相隔，瓣叶相对的主动脉根部有三个半球状膨大，即主动脉窦。主动脉起始部向右上形成升主动脉沿胸椎右缘上升，至胸骨角处弯向左后方形成主动脉弓，再向下行为降主动脉。主动脉的起始端常被左心房内残留的造影剂和脊柱所重叠，显影很不清晰，但升主动脉的大部分、主动脉弓和降主动脉都能很好显影。升主动脉的右侧轮廓常向右凸出一弧形，沿主动脉弓的前方分出头臂干、左颈总动脉及左锁骨下动脉，分出后常重叠在一起，偶尔才能显示，头臂干上行后分为右颈总动脉和右锁骨下动脉，主干长约 3 cm。降主动脉从弓部向下向内行，大部分与脊柱的左侧重叠。升主动脉在正位片上和降主动脉部分相重叠，侧位或右后斜位可观察胸主动脉全程（图 4-3-1）。

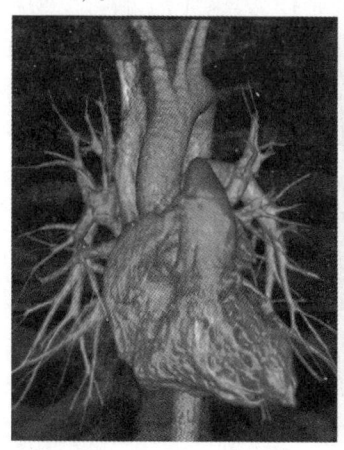

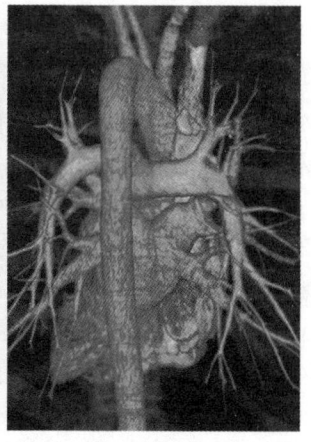

图 4-3-1　正常心及大血管 CTA 三维成像

在侧位或左前斜位片，左心室舒张期主动脉窦能清楚显示，为局部突出阴影。半月瓣尖和冠状动脉有时也能显示。升主动脉显示为垂直或稍向前弯曲的管状阴影，其前壁约位于胸部前后径的前 1/3 处。在头臂干的起始部下方，主动脉向后弯曲，形成主动脉弓，其三大分支在侧位片上均能清晰显影。

二、肺动脉和肺静脉

（一）肺动脉

肺动脉干（pulmonary artery trunk）由右心室发出，起自肺动脉瓣，行向后上方，主干长 4~5 cm，直径为 2.5~3 cm。在主动脉弓下方分成左、右肺动脉。右肺动脉较长而低，向右经升主动脉和上腔静脉后方、奇静脉下方进入右肺。左肺动脉短而高，向左经胸主动脉前方入左肺。

（1）右肺动脉：入肺门后立即分出上叶动脉，本干继续下行称为叶间动脉，叶间动脉在斜裂处分为中叶动脉和下叶动脉。右肺动脉的分支伴支气管分支分布于相应肺段。①右肺上叶动脉：沿上叶支气管内侧上行，与上叶尖、后、前段支气管相对应，亦分为 3 支肺段动脉（A1~A3）。②右肺中叶动脉：为叶间动脉发出的终末支，其起点一般位于中间支气管发出中叶支气管起点的前外上方。外侧段动脉（A4）伴行于外侧段支气管的外侧或内侧，而内侧段动脉（A5）向前延伸，且更向下斜行。③右肺下叶动脉：首先发出上段动脉（A6），本干继续下行并转向同名支气管的外后方，形成基底动脉干。由基底动脉干呈辐射状依次分出内侧底段动脉（A7）、前底段动脉（A8）、外侧底段动脉（A9）和后底段动脉（A10），与相应的肺段支气管伴行，分布于同名肺段。

（2）左肺动脉：主干粗短，入肺门后即呈弓形（左肺动脉弓），从左主支气管的前上方绕至上叶支气管的后下方。易名为左肺下叶动脉。①左肺上叶动脉：左肺动脉在绕上叶支气管前，发出前段动脉（A3），行于前段支气管起始段的内侧；尖后段动脉（A1+A2）于左肺动脉绕上叶支气管处发出，向上或向后上行走。左肺动脉在上叶支气管后外侧发出舌段动脉干，后者再分为上舌段动脉（A4）和下舌段动脉（A5），行于上、下舌段支气管的外侧。②左肺下叶动脉：在舌段动脉干起点稍上方，发出上段动脉（A6）；左肺下叶动脉入下叶立即分为内侧前底段动脉（A7+A8）和外后底段动脉（A9+A10），于相应支气管的外侧进入同名肺段（图4-3-2，图4-3-1）。

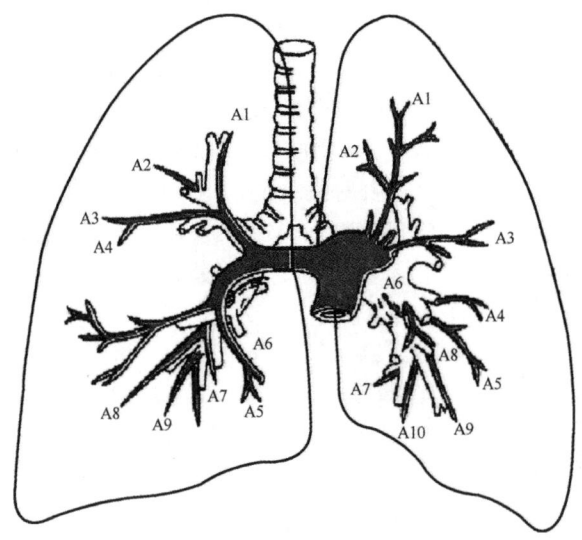

图4-3-2 肺动脉与肺内支气管分布

（二）肺静脉

肺静脉（pulmonary vein）由肺泡周围毛细血管逐级汇集形成，流入左心房。有段内部和段间部两种属支，前者位于肺段内，常行于亚段间或更细支气管间，不能作为分段标志。后者位于肺段之间，引流相邻两肺段的静脉血，可作为分段的标志。两肺的静脉最后汇集成4条肺静脉，左右各两支，分别为上肺静脉和下肺静脉。肺静脉的走行与肺动脉、支气管的走行有很大的不同，上肺静脉在主支气管和肺动脉下方行向内下，平第3肋软骨高度穿心包入左心房；下肺静脉近乎水平向前，平第4肋软骨入左心房。出肺门后均位于肺根的前下部，从两侧穿过心包汇入左心房。

（1）右上肺静脉：右上肺静脉从上腔静脉与右心房连接处的后方经过，收集右肺上叶和中叶的静脉血。上叶的静脉分别汇合形成尖段静脉（V1）、后段静脉（V2）和前段静脉（V3）。尖段静脉有上、下支，上支为段内部；下支为段间部，分隔尖段和前段。后段静脉有段间部、段内部和叶间支3种属支，其中段间部有2支，一支分隔尖段和后段，另一支分隔后段和前段。前段静脉有上、下支，上支为段内部，下支收集上叶底面水平裂附近的静脉血。中叶的静脉汇成外侧段静脉（V4）和内侧段静脉

(V5)，外侧段静脉偶有段间部。内、外侧段静脉汇合成中叶静脉，注入右上肺静脉。

（2）右下肺静脉：右下肺静脉走行于右房后部，由上段静脉（V6）和底段总静脉汇合而成。上段静脉一般有3条属支，即上支和内、外侧支，其中内、外侧支为上段与基底段之间的段间部，底段总静脉由底段上静脉和底段下静脉汇合成。底段上静脉由前底段静脉（V8）和外侧底段静脉（V9）汇合而成；底段下静脉由后底段静脉（V10）形成（或由前底段静脉形成底段上静脉，外侧底段静脉和后底段静脉汇合成底段下静脉）。内侧底段静脉（V7）为细小的底段静脉，注入处无规律。

（3）左上肺静脉：左上肺静脉走行于左心耳后方，由尖后段静脉（V1+V2）、前段静脉（V3）和舌段静脉干共同汇合成。尖后段静脉有位于尖后段和前段之间的段间部，其他均为段间部；前段静脉有上、下支，上支为段内部，下支为段间部，分隔前段和上舌段。舌段静脉干由上舌段静脉（V4）和下舌段静脉（V5）汇合而成，上舌段静脉居于上下舌段之间，为段间部；下舌段静脉位于下舌段的下部，为段内部。

（4）左下肺静脉：左下肺静脉走行于左房后外侧面，由上段静脉与底段总静脉汇合而成，底段总静脉由底段上静脉和底段下静脉汇合而成。上段静脉（V6）有3条属支，即上支和内、外侧支。其中内、外侧支为上段与基底段之间的段间部。内侧前底段静脉（V7+V8）形成底段上静脉，有上支和基底支，基底支是重要的段间部，分隔内侧前底段与外侧底段。外侧底段静脉（V9）为段间部，多汇入底段上静脉。后底段静脉（V10）有内、外侧支，均为段内部，多汇入底段下静脉（图4-3-2、图4-3-3）。

心血管造影检查可见两侧肺静脉分支于肺门汇成上、下肺静脉两支同左心房相连。在正位片，肺静脉多为肺动脉遮盖，肺静脉数目也常发生变异，最常见类型是，右肺静脉包含上、中、下肺静脉的三分支型，分别引流右肺上、中、下叶静脉血，最终汇入左心房。其次是一侧肺静脉共干，以左侧多见，共干部分明显较其他肺静脉粗大。肺静脉在左侧位时常可显短而粗的管状阴影，向左心房集中，左心房可同时显影。左心房在前后位呈横置椭圆形，居中偏左，侧位呈纵置椭圆形，前下方与左心室相续（图4-3-3）。

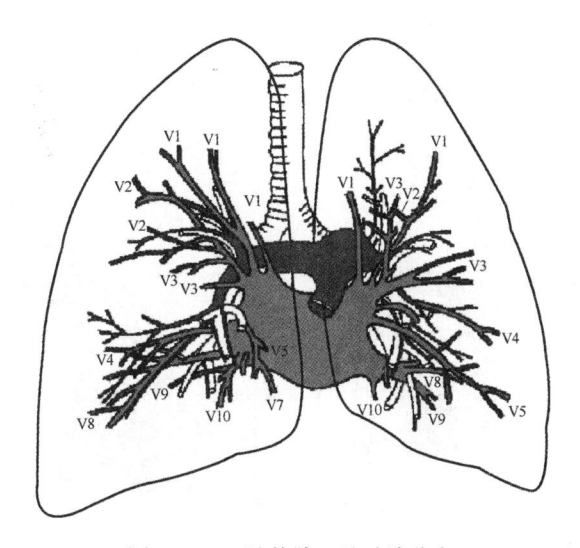

图 4-3-3　肺静脉、肺动脉分布

三、腔静脉和奇静脉

（一）上腔静脉

上腔静脉（superior vena cava）由左右头臂静脉在右侧第 1 胸肋关节的后方汇合形成。它主要收集头颈部、上肢和胸部（心和肺除外）等上半身的静脉血。该静脉沿升主动脉右侧下行，至右侧第 2 胸肋关节后方穿纤维心包，平第 3 胸肋关节下缘注入右心房。上腔静脉内无静脉瓣，全长约为 7 cm。正常上腔静脉直径约为 1.5 cm，最大可达 2.0 cm。在穿纤维心包之前，约第 4 胸椎高度，可见奇静脉形成奇静脉弓注入。

（二）下腔静脉

下腔静脉 inferior vena cava 由左、右髂总静脉在第 5 腰椎体前面汇合形成。沿脊柱右前方、腹主动脉右侧上行，经肝的腔静脉沟，向上穿膈肌的腔静脉孔入纵隔，最后穿心包注入右心房。

心血管造影检查可见上腔静脉位于上纵隔右侧，其右缘构成上纵隔的右缘轮廓，呈垂直或弯曲的条状阴影（图 4-3-4）。其长度为 6~8 cm，宽度为 1.5~2 cm，自上向下终于右心房的后上方，其下端与右心耳重叠。上腔静脉因造影剂注入后,首先充盈该部,未被血流稀释,因此显影较浓。下腔静脉居于右后心膈角处,入膈后甚短,几乎立即引入右心房,且较上腔静脉略宽。

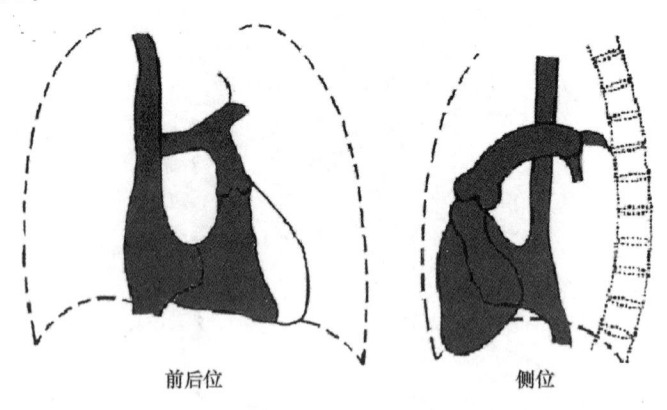

图 4-3-4　正常腔静脉,右心房、室造影图

在侧位片上,上腔静脉则位于气管之前方,约在胸腔前后径的中点或前中 1/3 的交点处,垂直或稍向前倾斜,向下与右心房相连,二者无清楚分界。下腔静脉短,穿过横膈后即汇入右心房。右心房呈椭圆形,居于脊柱右缘,其大小与形状在收缩期和舒张期有明显差别。

(三)奇静脉

奇静脉(azygos vein)由右腰升静脉和右侧肋下静脉在第 12 肋骨小头的下方结合形成,与内脏神经一起经膈右脚进入后纵隔,位于主动脉和胸导管右侧,于第 4 胸椎水平,奇静脉弓向前方,跨过右肺根上方,注入上腔静脉。奇静脉沿途收纳食管、纵隔、心包和支气管来的静脉,还接受右侧的除第 1 肋间静脉以外的肋间静脉的汇入。半奇静脉由左腰升静脉和左肋下静脉汇合而成,经膈左脚入后纵隔,在第 7~10 胸椎高度向右越过脊柱注入奇静脉(图 3-1-3)。

在普通 X 射线检查中,正常奇静脉与纵隔重叠,各段因与相邻结构缺乏密度对比,故不能在 X 射线平片中很好显示。奇静脉弓因其毗邻关系特殊,X 射线平片有时可见显示:①奇静脉弓左侧缘紧邻气管,下缘紧邻右主支气管,右边紧邻纵隔胸膜,有肺组织衬托,形成很好的密度对比;②标准胸部后前位投照,中心线经第 4 或第 5 胸椎高度垂直暗盒摄入,所以标准胸部后前位摄片时奇静脉弓呈轴位投影而呈结节状。当门静脉高压、右心衰竭等病理状态时，奇静脉则明显扩大（图4-3-5）。

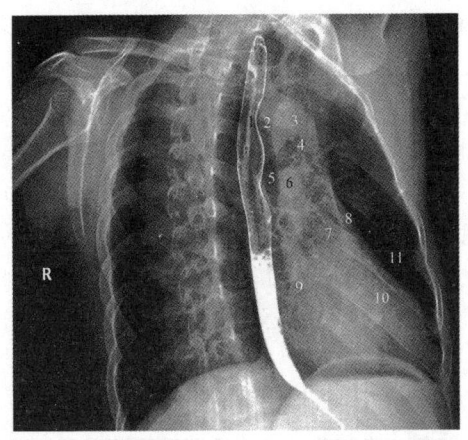

图4-3-5 正常右前斜位胸部平片

1. 食管；2. 气管；3. 主动脉弓；4. 主动脉肺动脉窗；5. 气管杈；6. 肺动脉杈；7. 主动脉瓣口；8. 肺动脉口；9. 左心房；10. 右心室；11. 心前间隙

四、冠状动脉

冠状动脉（coronary artery）有左右两支，分别起自主动脉左窦和右窦。冠状沟为心房、心室分界的表面标志，左右冠状沟相连围成一环。左冠状动脉的旋支和右冠状动脉走行于此环形的冠状沟中，形成冠状动脉树的"环"。室间沟是左、右心室分界的表面标志。前室间沟到心尖部向后弯转，连接后室间沟，成为绕心尖而行的半个环，称为"袢"。左冠状动脉的前降支（前室间支）和右冠状动脉的后降支（后室间支），两支的造影像就成了冠状动脉树的"袢"。冠状动脉及分支在造影上走行自然，边缘光滑，管径逐渐由粗变细。

（一）左冠状动脉

其主干很短，5~10 mm，向左行于左心耳与肺动脉干之间，然后分为前室间支和旋支。

（1）前室间支常称为前降支，沿前室间沟下行，其始段位于肺动脉的左后方，被肺动脉始部掩盖，其末梢多数绕过心尖切迹止于后室间沟下1/3，部分止于中1/3或心尖切迹，与后室间支末梢吻合。前室间支及其分支分布于左心室前壁、前乳头肌、心尖、右心室前壁小部分、室间隔的前2/3以及心传导系的右束支和左束支的前半。从前室间支和旋支起端夹角处，常发出对角支，向左下斜行，分布于左心室前壁。

（2）旋支起始后沿冠状沟左行，绕过心左缘至心膈面，多在心的左缘和后室间沟之间分支而终，发出左室后支分布于左室膈面。旋支分支常有：①左缘支：它是旋支经过左缘处分出，此支恒定，向下分布于左室侧壁，常被作为冠状动脉造影辨认分支的标志之一；②窦房结支：该支常起于旋支的近侧端，沿左室前壁向上向右分布于窦房结；③房室结支：近10%的人此支起于旋支，走行较长到达房室交点处，分布于房室结（图4-3-6）。

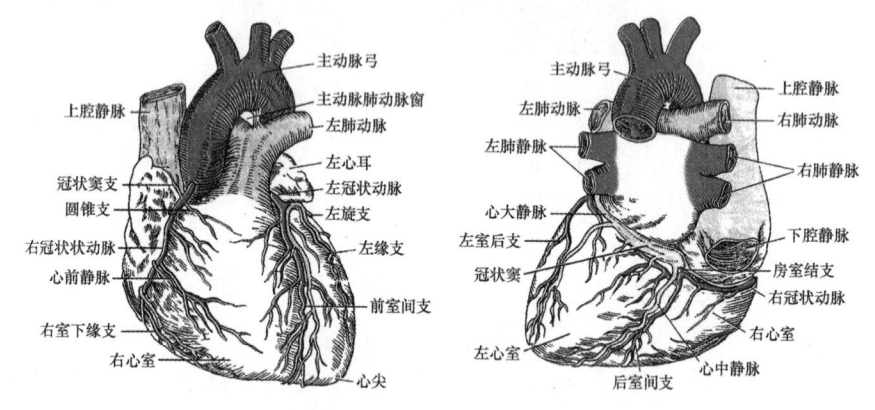

图4-3-6 冠状动脉及分支

左冠状动脉DSA正位片（图4-3-7，图4-3-8）：左冠状动脉主要分布于心影的左半部。主干从主动脉左窦发出后，左行1 cm左右（0.5~3 cm）分为前降支和旋支。①前降支（前室间支）：由左冠状动脉主干分出，下行于前室间沟内，直至心尖部内侧。末端常出现"鱼钩状"向上返行的小分支，这是由于前降支末端越过心尖，再沿后室间沟向上返行一小段所致。前降支沿途发出斜角支，为其最大分支，由前降支上端发出，沿心影左缘下行。有时斜角支发自前降支和旋支的分叉处，成为三分支型左冠状动脉。前降支常有6~10支前室间隔支，像垂柳丝样走向深部到前室间隔。因室间隔的解剖位置前部偏左，后部偏右呈斜位，因此室间隔支的阴影，多在前降支的右侧下降。左圆锥支：自前降支的起始部发出的一细小的分支。左室支：供血左室前壁的分支。它们自前降支沿途分出，向左下行于前降支与斜角支之间。右室支：是供应右室前壁的细小分支，一般很难显影。②旋支：自左冠状动脉主干分出时，与前降支成直角分开。在正位片上，旋支发出后立即下行，而后折向右下行走左冠状沟内，显示出走向右下的弧形阴影，多半居于前降支的右侧。旋支沿途还发出左缘支：此支较恒定；左室支：为数条细小分支，因细小有时不显影。左房回旋支：此支由左缘支发出处的附近发出，其特点是向上行走，虽不粗但较恒定，它供应左房的后壁。

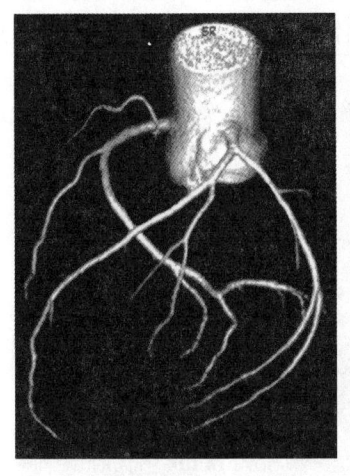

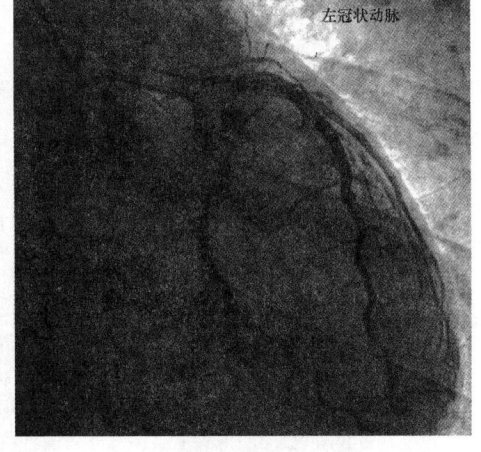

图 4-3-7　冠状动脉 CT 三维成像　　图 4-3-8　左冠状动脉 DSA

（二）右冠状动脉

起于主动脉右窦，在右心耳和肺动脉根部之间入冠状沟，向右行绕心右缘经冠状沟后部至房室交点处常分为两支。一支较粗，为主干的延续，向下弯行，移行为后室间支。该支沿后室间沟下行，终于后室间沟下部，或与前室间支末梢吻合，分支分布于后室间沟两侧心室壁及室间隔后 1/3 处。另一支较细，为左室后支，向左后下分布于左室后壁。右冠状动脉其他分支：①动脉圆锥支：为右冠状动脉向右室壁发出的第 1 个分支，与前室间支的相应分支吻合，该吻合为左、右冠状动脉间重要的侧支循环；②右缘支：恒定、较粗大，沿心下缘行走，是冠状动脉造影中分辨分支的标志血管；③窦房结支：近 60% 的人起于右冠状动脉近侧端，沿右心耳内侧面上行，分布于窦房结；④房室结支：约 90% 的人在房室交点处起于右冠状动脉主干或其分支，起始处的右冠状动脉多呈"U"形弯曲，由此曲的顶点发出后向深部分布于房室结和房室束的近侧部（图 4-3-6）。

右冠状动脉 DSA 正位片（图 4-3-9，图 4-3-10）：右冠状动脉主干自主动脉发出后，先沿心影底部向右下行（行走于右冠状沟前部的一段），直至心影右缘附近再转折沿心影右下缘行走（行走于右冠状沟后部的一段），后转向左上至心影中部，并呈"U"形弯曲，最后成为细小的左室后支。右圆锥支：自其近端发出，细小，行向右上方。右房前支：自近端发出，行向右上方至右房前壁和右心耳。右缘支：在主干阴影即将向下转折时发出，此支较大，向左下方行走。右室支：是发自主干的细小分支，发出点分别在右缘支发出点的近侧或远侧。后降支：在主干行至心脏膈面后发出，它沿心影下缘左行，至距离心尖 1~3 cm 处告终。房室结支：由"U"形弯曲之顶部发出，很细小，不易显影。左室后支：为右冠状动脉的末梢分支。

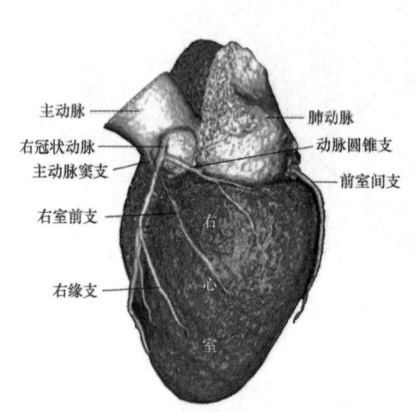

图 4-3-9　右冠状动脉 CT 三维成像 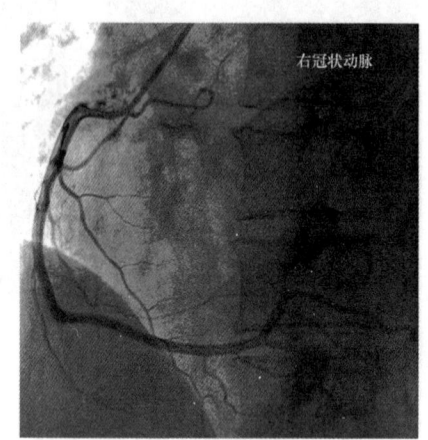　　图 4-3-10　右冠状动脉 DSA

五、胸部大血管 CT

常规 CT 扫描能用来显示心脏、心包和大血管的解剖形态。一般包括增强前和增强后扫描。平扫一般只用于冠状动脉钙化积分计算或观察瓣膜、心包和主动脉等的钙化。并与增强后图像进行比较，观察其 CT 值的变化以及大致了解病变范围等。

螺旋 CT 是在传统 CT 技术的基础上，为提高扫描速度，在开发滑环技术的基础上发展的。由于在扫描层与层之间无遗漏，以及进行重叠薄层扫描，极大利于三维重建。在冠状动脉的检查中，它可部分替代冠状动脉造影术，是冠心病诊断的重要筛查手段，一旦结果显示阳性则可通过传统的冠状动脉造影进一步确诊。目前还发展了以三维重建显示血管结构的技术，即 CT 血管造影（CTA）。它是指经静脉注入对比剂后，利用螺旋 CT 对靶血管在内的受检层面进行连续不间断的薄层立体容积扫描，然后运用计算机进行图像后处理，最后使靶血管立体显示的血管成像技术。目前 CTA 主要用于胸、腹主动脉及其分支和脾门静脉系统。它对于胸、腹主动脉瘤与夹层、主动脉缩窄以及肾动脉狭窄等显示效果良好，在某些病例甚至可以代替常规的血管造影（图 4-3-3、图 4-3-9、图 4-3-10）。

六、胸部大血管 MRI

心的大血管 MRI 扫描对了解血管形态学改变和心功能状况又有所侧重。自旋回波序列主要用于形态学诊断，一般以 T_1 加权像为主，必要时加 T_2 加权像。心脏快速成像主要是 GE 小角度激发 MRI 电影，重点用于心功能、血管成像及血流的评价，以及心脏瓣膜病和心内分流病变的动态观察。在自旋回波 T_1WI 序列中，由于血液的流空效应，心和大血管内腔呈黑色的极低信号区，而心肌呈灰色的中等信号，纵隔内脂肪组织呈高信号。在梯度回波的电影序列和对比增强的磁共振血管序列虽成像原理不同，但心脏和大血管内腔均呈白色的高信号区。梯度回波的电影序列可显示心脏的动态图像，并可显示异常血流影。

第四节　胸部的断面影像解剖

CT 扫描显示胸部结构的横断面影像，克服了常规 X 射线检查中影像重叠的缺点。根据所观察的结构不同而需采用不同的窗宽和窗位。肺窗上肺组织显示清晰，纵隔窗上心脏大血管等结构显示清晰，如结合 CT 增强，则效果更好。如需观察胸椎、肋骨等骨骼情况，可用胃窗观察。

MR 扫描可行胸部矢状面、冠状面、横断面及任意斜面成像。心肌壁呈现灰色影，心腔及大血管由于具有"流空效应"，在 MRI 图像上呈现黑色无信号影，显示非常清晰。纵隔内脂肪组织呈现白色高信号影。由于肺组织的 MRI 信号很弱，MRI 不能显示肺纹理等结构。

超声检查在显示心脏房室及瓣膜结构、大血管结构，以及评价心功能等方面具有优势。

一、横断面解剖

（一）纵隔

（1）胸骨切迹层面：相当于第1胸椎水平，亦称胸腔入口层面。前方见两侧锁骨的胸骨端，气管居中紧邻胸椎，气管壁呈细环形线，40岁以上成人气管壁内可见钙化。气管左后方为食管，腔内可含有气体。气管两旁通常可见3对血管断面，位置偏前的为颈总动脉，其前外侧为头臂静脉，后外侧为锁骨下动脉（图4-4-1）。椎动脉可在此层面上显示。

（2）胸锁关节层面：亦称头臂动脉或胸骨柄层面，相当于第2~3胸椎层面。该层面以包含主动脉弓的3条主要分支断面为特征。前方为胸骨柄，气管仍居中，但较上一层面偏后，气管左后缘邻近食管。气管的右前方至左后方的3条较粗大的血管断面依次为头臂动脉、左颈总动脉和左锁骨下动脉。头臂动脉及左颈总动脉的前外方分别为右侧及左侧头臂静脉。右头臂静脉断面呈圆形，左头臂静脉因水平走向可呈带状或长椭圆形。此层面上胸骨后间隙的前界是胸骨后的胸横肌，后通血管前间隙，内含脂肪、结缔组织及淋巴结（图4-4-2）。

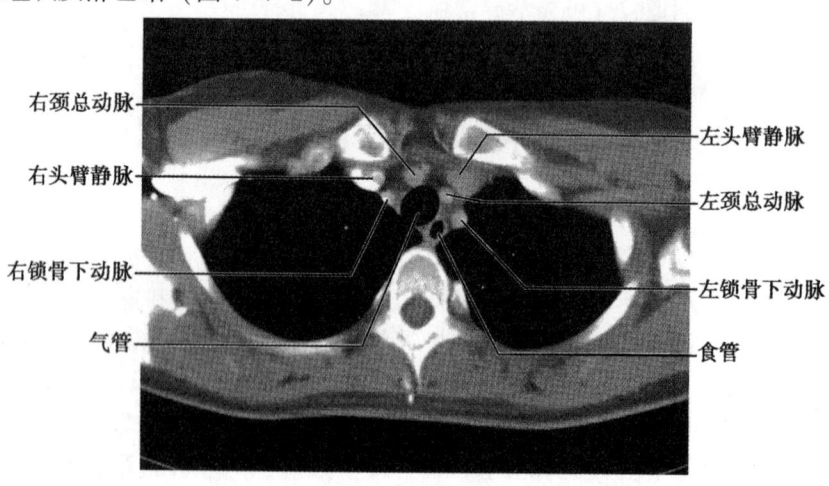

图4-4-1 胸骨切迹层面

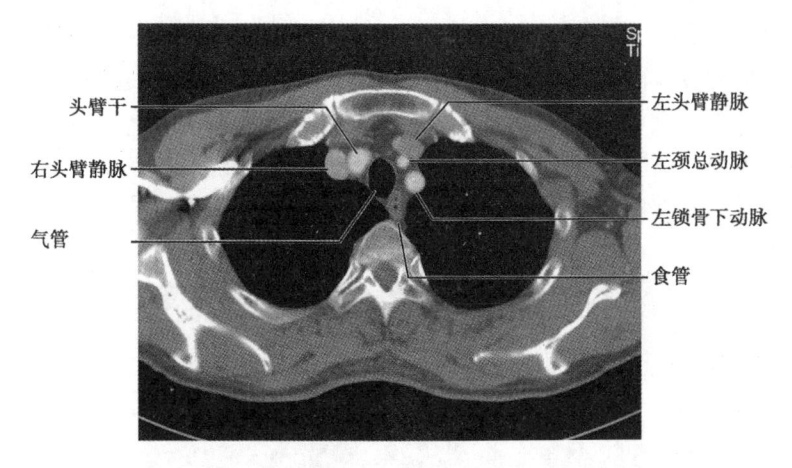

图 4-4-2 胸锁关节层面

（3）主动脉弓层面：相当于第 4 胸椎水平。主动脉弓自气管前方沿气管左壁向左后斜行，弓部左缘微凸，右缘微凹。年长者主动脉壁可见点状或环形钙化，主动脉的前方呈尖朝胸骨的三角形间隙为血管前间隙。30 岁以下，尤其是小儿，血管前间隙内能见到胸腺，呈软组织密度，常呈簇状或双叶形，边缘光滑，可外凸或内凹，宽 1~4 cm，厚 0.4~1.5 cm。成人胸腺组织逐渐萎缩，并被脂肪组织取代。正常时，此间隙不应见到淋巴结。在主动脉弓的右侧、上腔静脉的后方和气管的前方三角形间隙为气管前腔静脉后间隙，此间隙内常可见直径 7 mm 左右的淋巴结，属正常支气管淋巴结（图 4-4-3）。

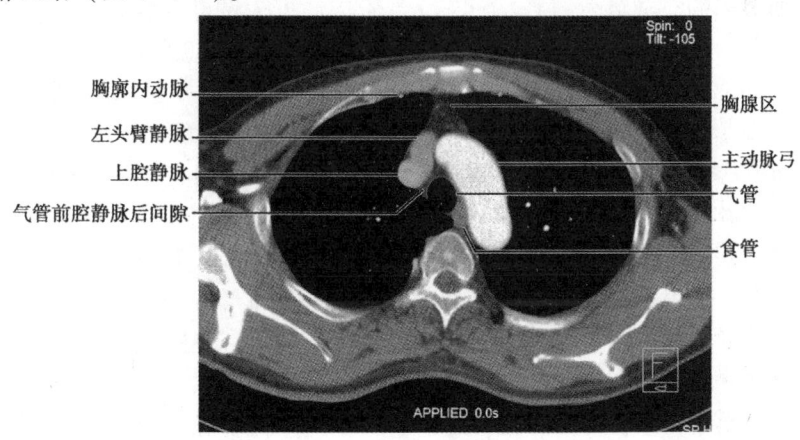

图 4-4-3 主动脉弓层面

(4) 主动脉窗层面：亦称气管分叉层面，相当于第 4~5 胸椎间隙水平。气管腔变宽阔，呈后缘稍扁平的横椭圆形。气管右前方为升主动脉，气管左后方、椎体左缘为降主动脉，升主动脉、降主动脉之间间隙为主动脉窗。窗内为脂肪组织，正常其中可见几枚小淋巴结。奇静脉弓自椎体前方绕气管右侧壁前行，汇入上腔静脉。气管右方为上腔静脉，后方为食管（图 4-4-4）。

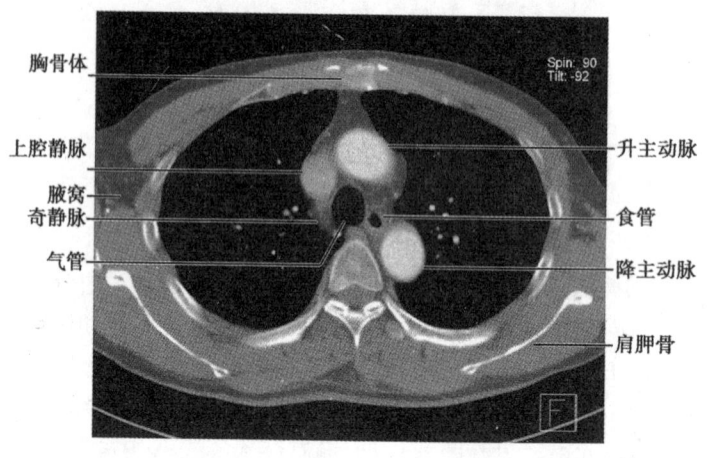

图 4-4-4 主动脉窗层面

(5) 左肺动脉层面：亦称气管隆嵴层面，相当于第 5 胸椎下部水平。左、右主支气管的斜切面呈长椭圆形，右主支气管和右上叶支气管可呈水平方向自纵隔右缘进入右肺。右主支气管的后方为奇静脉食管隐窝。左主支气管的前外侧见左肺动脉，它从左主支气管上缘绕向后外方，在左肺门处分支到上叶和下叶。左肺动脉的右前方是升主动脉。升主动脉后方偏右为上腔静脉。食管紧邻左主气管的后壁，因左主气管的轻度压迫而呈扁形。奇静脉靠近食管右侧缘，断面呈圆形，勿误认为淋巴结。食管左后方是降主动脉（图 4-4-5）。

(6) 右肺动脉层面：相当于右肺门上部平面。肺动脉干位于升主动脉的左前方，分出右肺动脉绕升主动脉的左后壁呈弧形向后、向右走行，穿行于上腔静脉和中间支气管之间，出纵隔至右肺门。中间支气管的后方为奇静脉食管隐窝。右肺动脉前外侧可见右上肺静脉。左主支气管前方为左上肺静脉断面，其后方为降主动脉，后外方为左肺动脉，后内方见食管断面。左右肺动脉分叉水平升主动脉、降主动脉直径分别小于 3.2 ± 0.5 cm、2.5 ± 0.4 cm，两者直径比为 1.5∶1（图 4-4-6）。

第四章 胸部影像解剖与临床应用

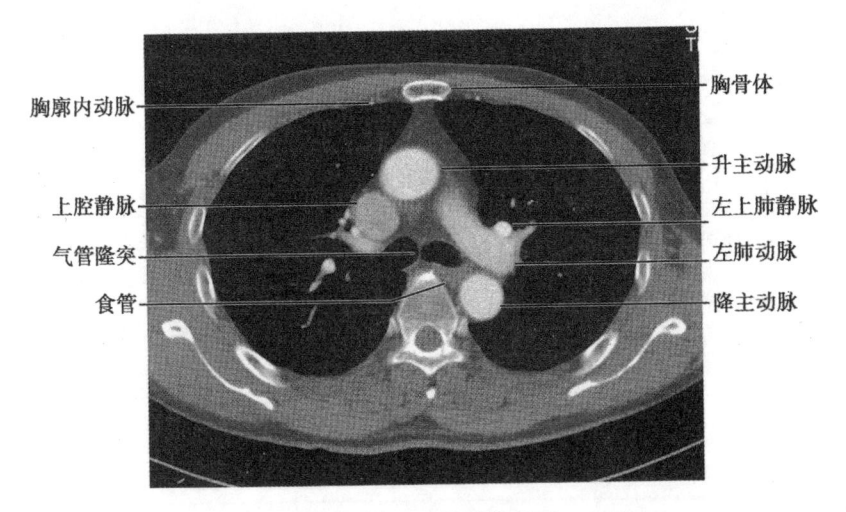

图 4-4-5 左肺动脉层面

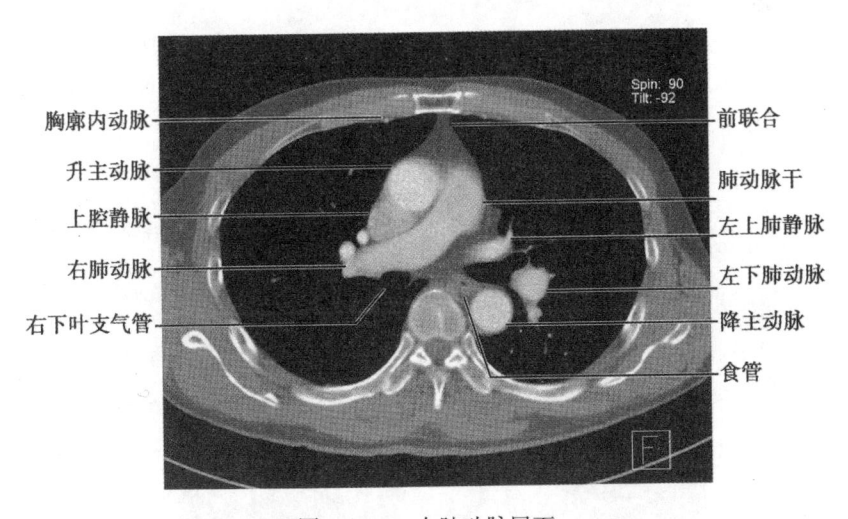

图 4-4-6 右肺动脉层面

(7) 主动脉根部层面：亦称左心房层面。相当于心腰下部，范围从左心房上部到右房、右室上部水平。升主动脉根部位于纵隔中央，左前方为肺动脉干，构成纵隔左前缘。右心房构成纵隔右缘前部。主动脉根部的后方是左心房，食管紧贴左心房后部，食管右后侧方为奇静脉。降主动脉位于食管的左后方、椎体左缘。此外，在左心房上部平面的图像上，可见两侧上肺静脉，在右心房、右心室中部平面可见两侧下肺静脉。左心房的前后径约 4~5 cm（图 4-4-7）。

— 131 —

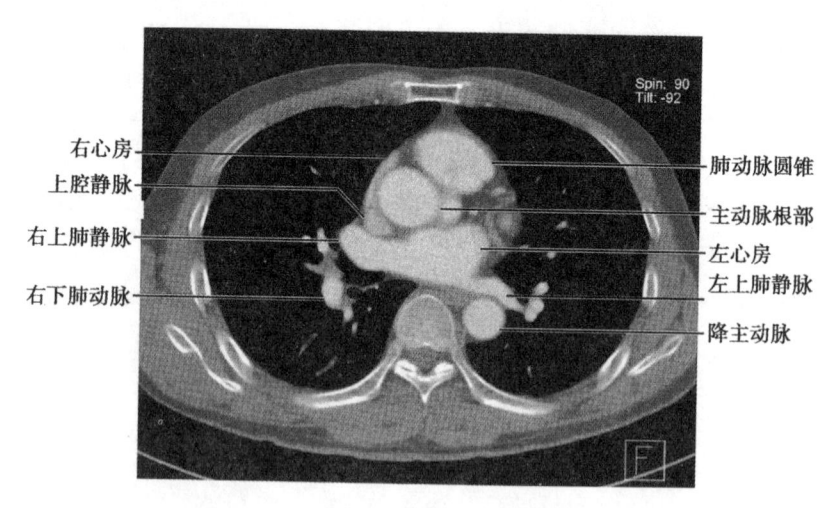

图 4-4-7　主动脉根部层面

（8）左心房下部层面：此层面上仍可见四腔心，左心房较上一层面缩小。左心房向左前方借左房室口通左心室。房室间隔可见（图4-4-8）。

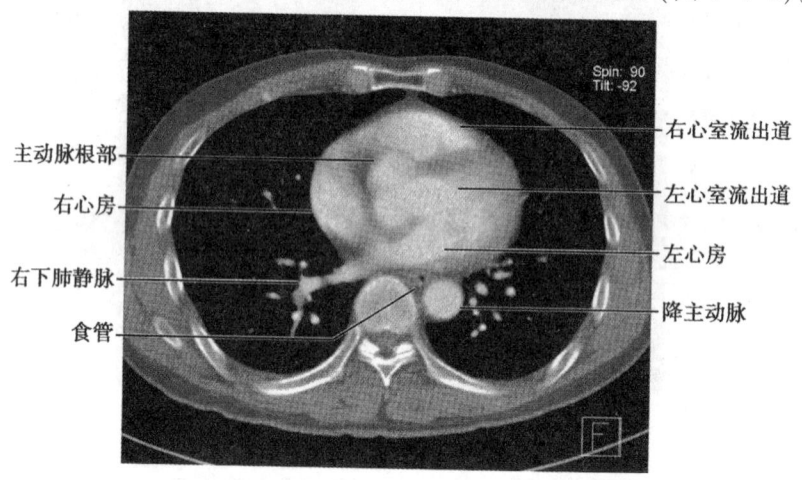

图 4-4-8　左心房下部层面

（9）心室层面：相当于膈上水平。纵隔主要由左心室、右心室构成。左右心室之间前缘有小切迹，为前室间沟。室间隔在 CT 增强及 MRI 上均可显示。心脏前缘的心包呈 1~2 mm 粗的细线状，在心包外及心肌外脂肪的衬托下可显示（图4-4-9）。

第四章　胸部影像解剖与临床应用

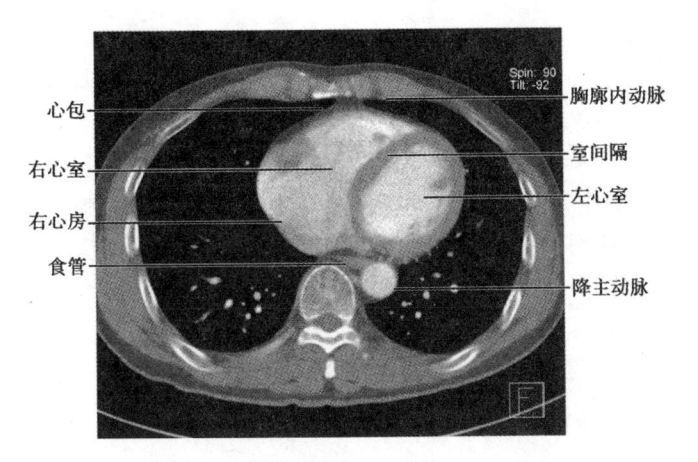

图 4-4-9　心室层面

（10）膈顶层面：此层面可见肝脏上部，下腔静脉位于肝脏的后内缘。胸椎前方见奇静脉，左侧有降主动脉，半奇静脉可显示。食管位于降主动脉右前方（图 4-4-10）。

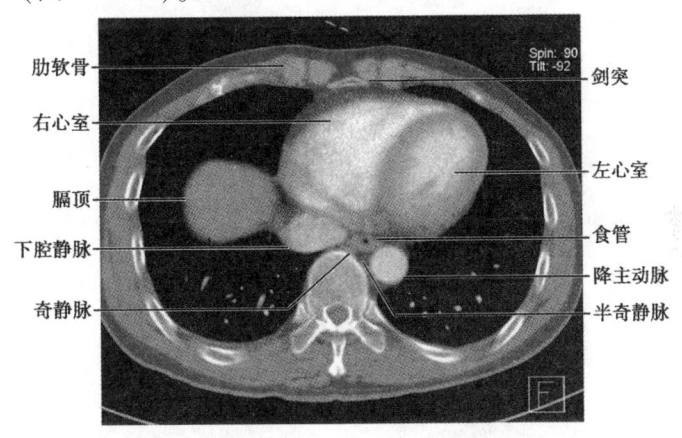

图 4-4-10　膈顶层面

（二）肺

肺叶在 CT 肺窗图像上可清晰显示。肺内血管因走向与 CT 成像平面所成角度不同，其断面可呈点状、树枝状等多种表现。

肺叶的 CT 解剖划分离不开肺叶支气管的标志和肺裂的显示，以两肺的斜裂及右肺的水平裂确定肺叶的范围和边界。肺裂的 CT 表现在常规层厚扫描时主要为低密度的"透亮带"（或称乏血管带），而在薄层扫描时则呈高密度的"细线影"。两侧斜裂在肺上部呈"八"字形由内前斜向外后方；在肺下部则逐渐移行呈"倒八"字形由内后斜向外前方。水平裂多见于中间段支气管水平，平右肺动脉叶间部，CT 表现呈向外横向走行的扇形少血管带，HRCT 可显示为线状或带状高密度影。肺段的确定主要依据是肺段支气管和肺裂，肺段之间的界限则难以确切划分，肺段 CT 定位可用下列主要层面说明。

（1）胸骨切迹层面：右肺为上叶尖段，左肺为尖后段（图 4-4-11）。

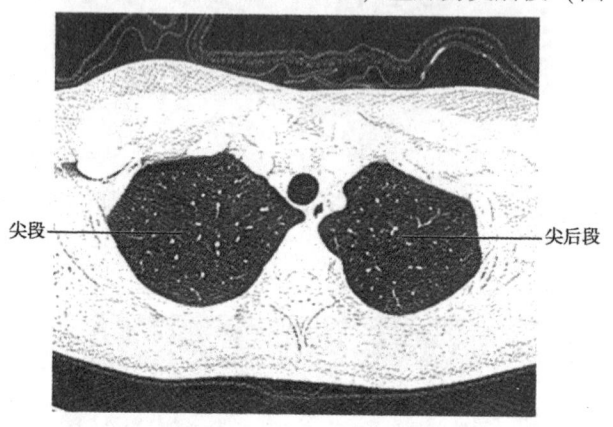

图 4-4-11 胸骨切迹层面

（2）胸锁关节层面：右肺野除尖段外，后方已有少量后段。左肺仍为尖后段（图 4-4-12）。

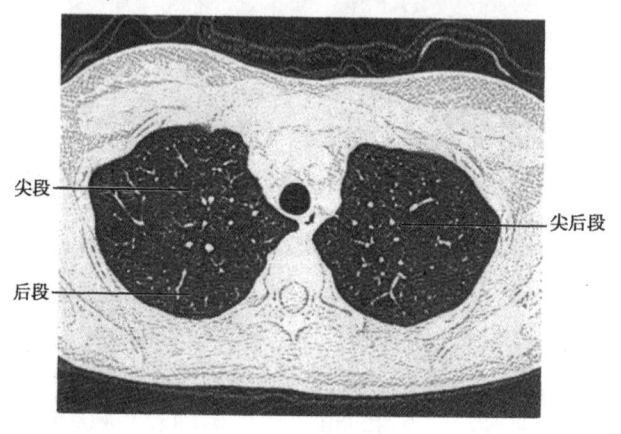

图 4-4-12 胸锁关节层面

第四章 胸部影像解剖与临床应用

（3）主动脉弓上部层面：右肺野前外部狭窄弓状区为前段，后部为后段，两者在外侧部相连。前、后段的内方为尖段。左肺野前1/3为前段，中后部大部分为尖后段，尖后段后方边缘已出现少许下叶背段（图4-4-13）。

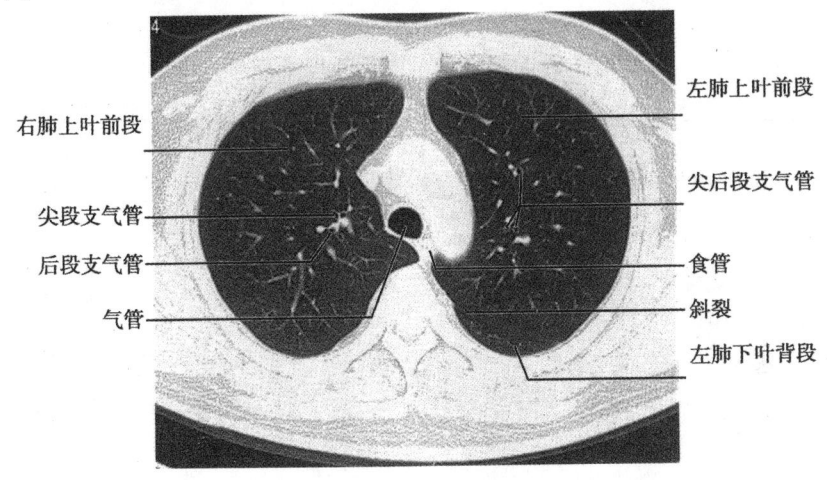

图4-4-13 主动脉弓上部层面

（4）主动脉弓层面：右肺野前后部分别为前段、后段占据，尖段占内侧中部很小区域。左肺野前段及背段范围扩大，尖后段所占据范围缩小（图4-4-14）。

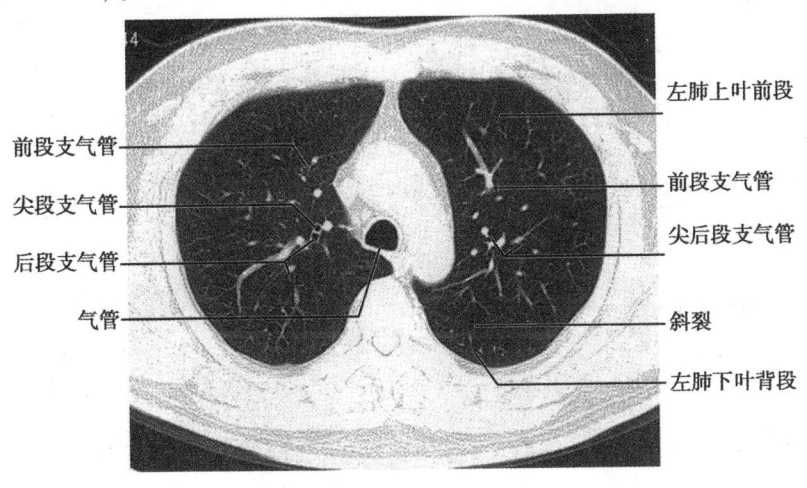

图4-4-14 主动脉弓层面

（5）主动脉窗层面：右肺前部为前段，中部为后段，后部为下叶背段，而尖段已无。左肺前部为前段，中部为尖后段，后部为背段（图4-4-15）。

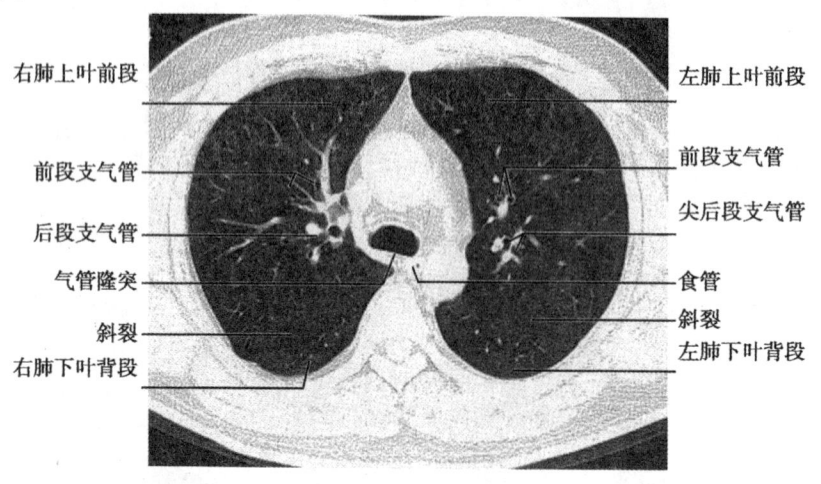

图4-4-15　主动脉窗层面

（5）右肺动脉层面：右肺野后方背段范围扩大，约占前后径的2/5。中叶可以见到。左肺野的中部为上舌段，前方为前段，后方为下叶背段。尖后段已无（图4-4-16）。

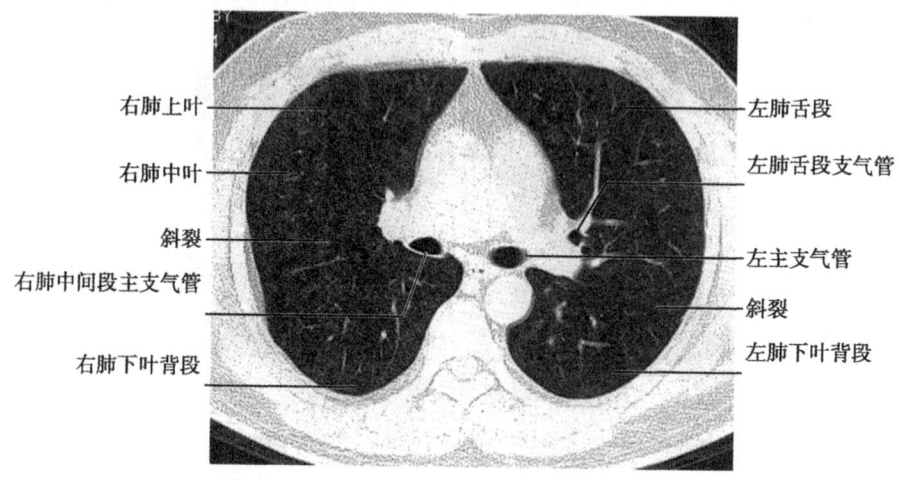

图4-4-16　右肺动脉层面

第四章　胸部影像解剖与临床应用

(7) 左心房上部层面：右肺野后方大部为背段，中部为中叶外侧段，前外部可见上叶前段，前内部为中叶内侧段。左肺后部为背段，前外侧为上舌段，前内部为前段，靠近肺门前方的为下舌段（图4-4-17）。

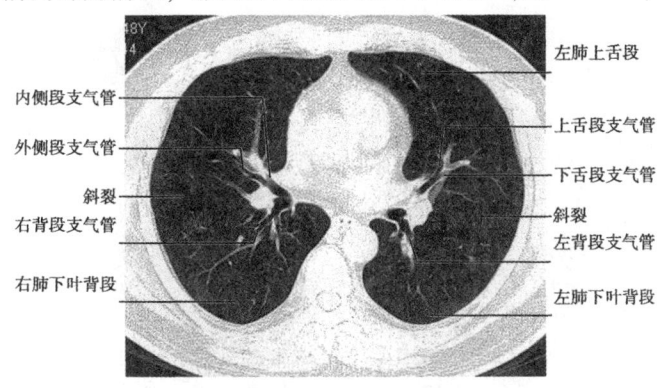

图4-4-17　左心房上部层面

(8) 左心房中部层面：右肺野前半部为中叶，中叶前内部分为内侧段，中叶的后外部分为外侧段。右肺后部偏内侧为背段。右肺中部可见前、外基底段，前基底段位于中叶外段后方，外基底段位于背段的前方。此层面上右肺5个肺段底面全位于肋缘，并由前到后依次排列，其尖部全指向肺门。

左肺野前半部为舌叶，下舌叶占据舌叶前内大部分，上舌叶窄小，位于前外侧部。左肺野后1/3为背段。舌段和背段之间为前内基底段（图4-4-18）。

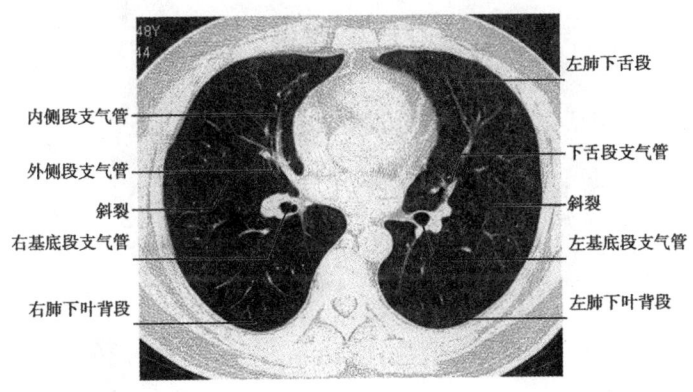

图4-4-18　左心房中部层面

— 137 —

(9) 心室层面：右肺野肺门旁已出现内基底段，其余部分同上一层面。左肺前为下舌段，后为背段，两者之间仍为前内基底段（图4-4-19）。

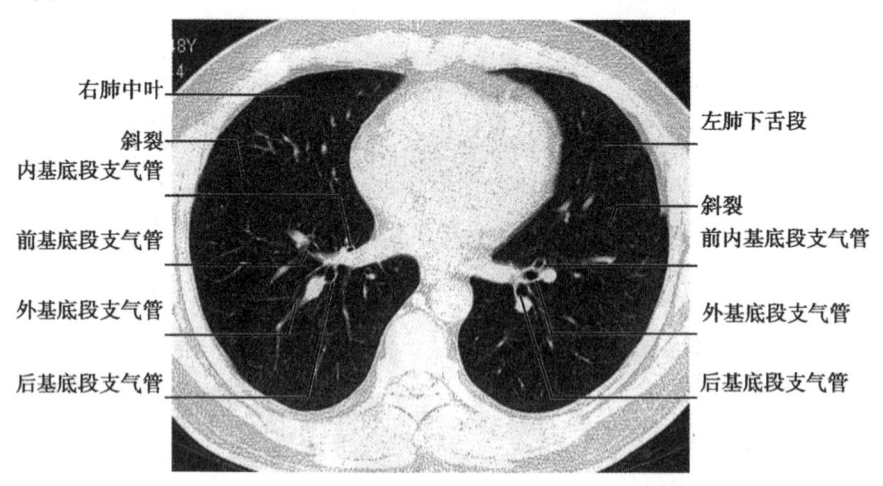

图4-4-19 心室层面

(10) 心脏下部层面：右肺野前部为中叶内侧段，外侧段几乎消失，中叶向后沿肋缘依次为前基底段、外基底段及后基底段，背段已无。肺野中部内侧见内基底段。左肺野前为下舌段，向后依次为前内基底段、外基底段及后基底段（图4-4-20）。

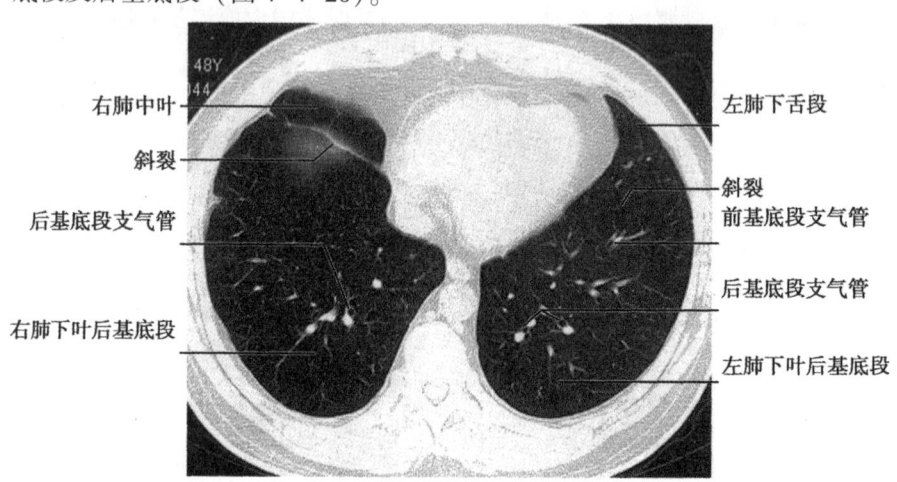

图4-4-20 心脏下部层面

(11) 膈顶层面：从膈面越向下，肺野范围越少，只显示各基底段及左肺下舌段的边缘部。最低的肺段为下叶外基底段及后基底段（图 4-4-21）。

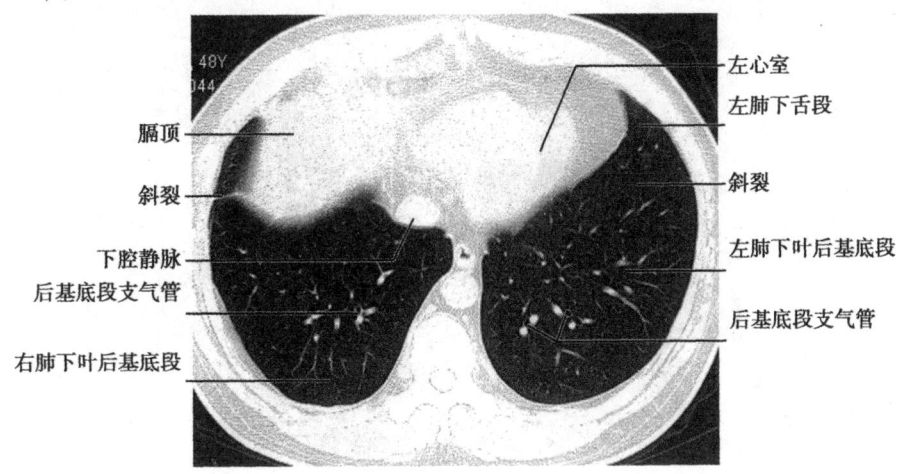

图 4-4-21　膈顶层面

（三）胸壁与胸膜

胸壁由骨骼、肌肉及脂肪组织等组成，女性包括乳房。从第 5 肋软骨的头侧起向上，前胸壁的胸大肌与胸小肌前后重叠，两者之间有脂肪层。第 7 肋软骨以下前胸壁内侧为腹直肌，外侧为腹外斜肌。第 8 至第 9 肋骨上方的侧胸壁为前锯肌，包绕肋弓走行。肩胛骨位于前锯肌背侧，其周围有肩胛下肌、大圆肌、小圆肌和冈下肌等，各肌间无脂肪层。胸大肌、胸小肌和肩胛下肌间为腋窝，腋窝内充满脂肪及少许血管，有时亦可见小的淋巴结。后胸壁最外侧为斜方肌，平肩胛骨内侧为大小菱形肌，再内侧为胸椎棘突周围的竖脊肌（图 4-4-22）。

除叶间胸膜外，正常胸膜在 CT 及 MRI 上均不能显示。叶间胸膜分主叶间裂和水平叶间裂脏层胸膜。在 1~2 mm 薄层肺窗图像上，呈细线或发丝状。叶间裂的附近肺纹理稀疏。

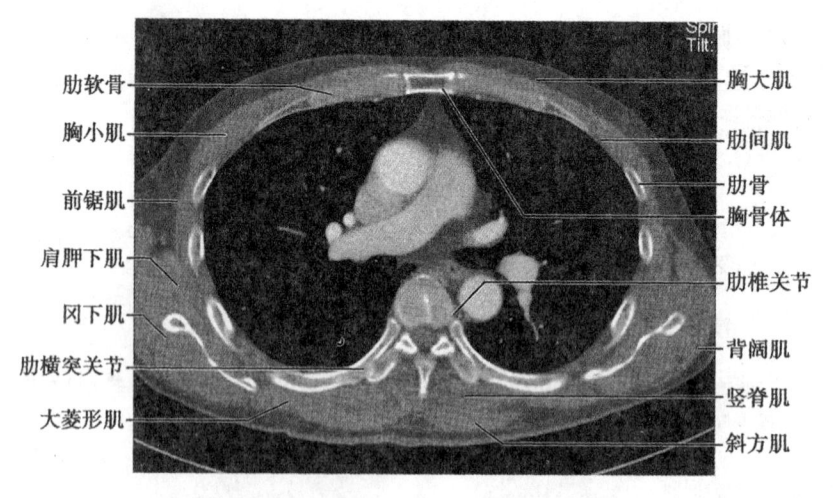

图 4-4-22　右肺动脉层面胸壁结构（CT 增强）

二、矢状面解剖

（一）右肺中带层面

右肺三叶结构显示清晰，肺野内以细小肺纹理为主。此层面可见前后走向的水平裂、后上至前下走向的斜裂。水平裂以上为右肺上叶，呈半椭圆形；水平裂与斜裂之间的为右肺中叶，以外侧段为主，呈三角形，底部紧贴前胸壁，尖端指向背侧；斜裂以下至横膈以上部分为右肺下叶，亦呈三角形或帆形，底部为横膈，尖端朝后上方。横膈与前、后胸壁夹角处为胸膜的转折区，分别称为前肋膈角和后肋膈角，均为锐角（图 4-4-23）。

（二）右肺门层面

此层面的中心为右肺门，其前上与后下为粗大的肺血管结构，呈树根样。叶间裂部分显示。右上叶支气管位于后方，其前方分别为右上肺动脉及右上肺静脉结构。右下支气管偏前方，其后方为右下肺动脉干，相对较长，分出背段肺动脉后，延续为右下肺动脉。在右下肺动脉后方可见略斜行的右下肺静脉，其断面呈圆形或长椭圆形。肺门的前下方可见右心房的外缘及部分纵隔结构。前肋膈角续接成为右心膈角，其内常见心包脂肪垫，故角较钝。心膈角后方为斜裂通过，有时可见呈线形的右下肺韧带。

后肋膈角位置最低，仍为锐角（图4-4-24）。

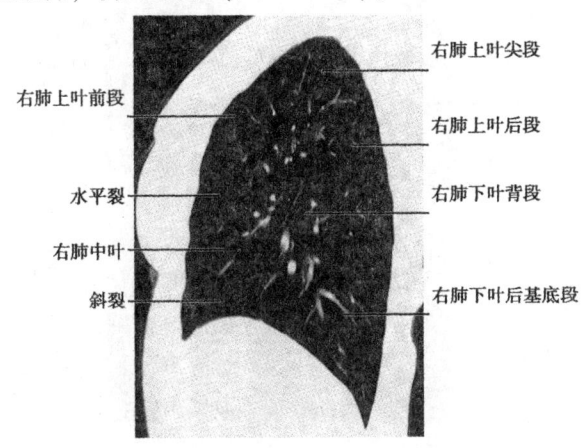

图 4-4-23　右肺中带层面（肺窗）

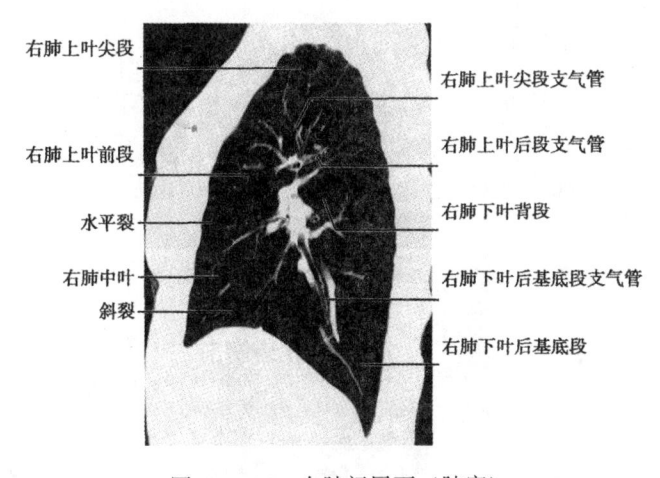

图 4-4-24　右肺门层面（肺窗）

（三）正中矢状层面

此层面是胸部的正中矢状切面。前方为胸骨柄、胸骨角、胸骨体和剑突。后缘为脊柱及椎管的正中矢状断面。右心室位于膈上、胸骨体后方，右心室中上部为升主动脉。升主动脉后下较大的类圆形结构为左心房，升主动脉后方较小的类圆形结构为肺动脉。气管呈宽带状从前上向后下斜形，位居第1~4胸椎的前方（图4-4-25）。

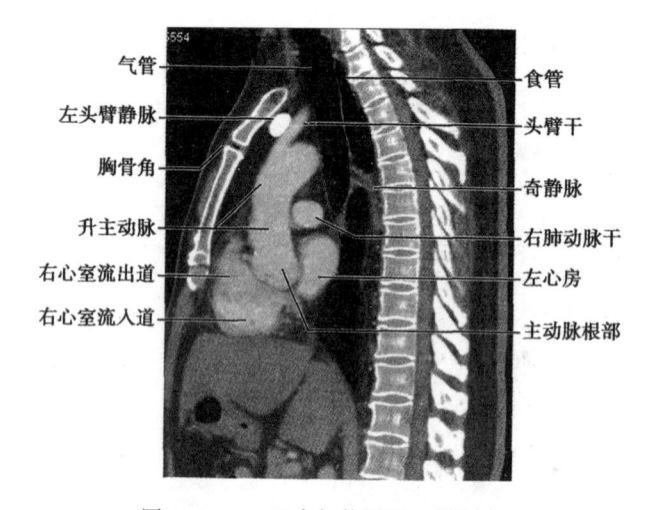

图 4-4-25　正中矢状层面（纵隔窗）

（四）左肺门层面

左心室断面呈类圆形，位于肺门大血管断面的前下方、横膈与前胸壁之间，心膈之间夹角为心膈角，多为锐角。肺门大血管结构呈前上、后下走向，其分支或属支呈均匀性树枝样分布。肺门的后方可见显示部分斜裂。后肋膈角较低，呈锐角（图 4-4-26）。

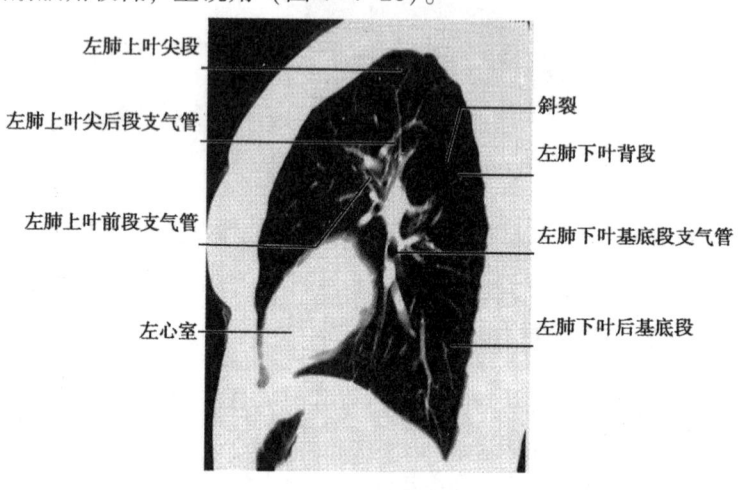

图 4-4-26　左肺门层面（肺窗）

（五）左肺中带层面

此层面可显示左肺的上、下两叶结构及完整的斜裂。各肺段肺纹理逐渐变细，多以斜行断面为主。斜裂呈后上方向前下方走行，指向前肋膈角。斜裂的前上方为左肺上叶，以前段和下舌段的显示为主；斜裂的后下方为左肺下叶，以背段、前内基底段及后基底段为主。前肋膈角稍钝，其后方有时可见左下肺韧带与膈相连（图4-4-27）。

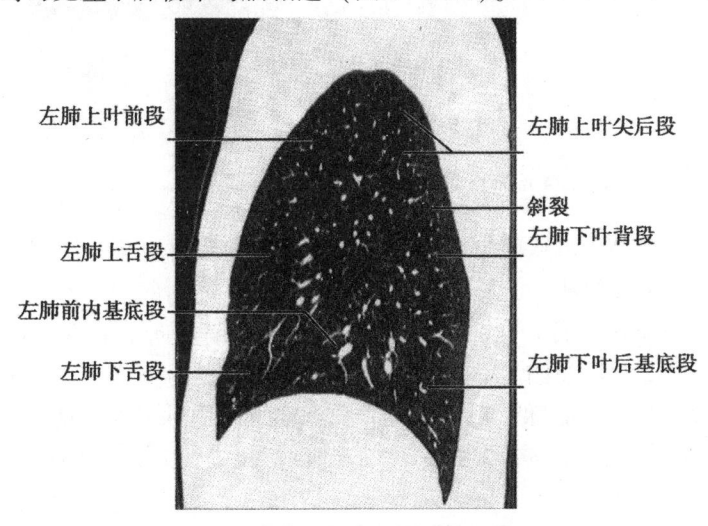

图 4-4-27 左肺中带层面（肺窗）

三、冠状面解剖

（一）右心室层面

层面两侧缘为胸壁肌肉和肋骨断面，上方可见两侧胸锁关节，下方以左右两侧膈肌为界，心脏大血管断面呈钝圆的三角形。右心房居于心脏断面右侧部，右心室断面居于中部，右心室上偏内侧为肺动脉圆锥。肺动脉圆锥与右心房之间为升主动脉。左右肺居心脏大血管断面两侧（图4-4-28）。

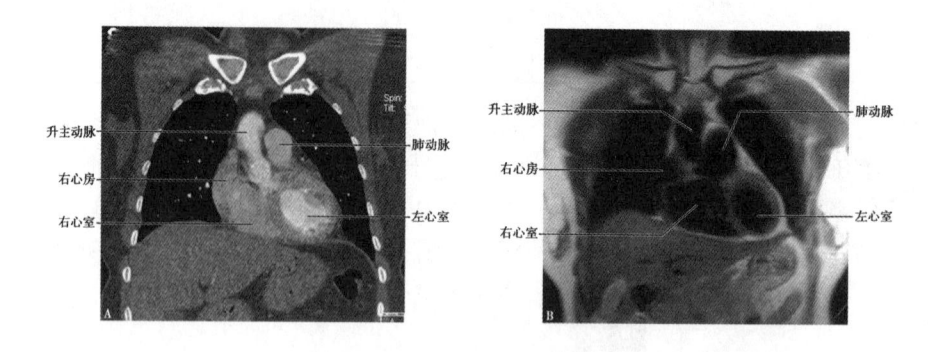

图 4-4-28 右心室层面

A. CT 增强多平面重建；B. MRI T_1WI

（二）升主动脉层面

层面两侧缘为胸壁肌肉和肋骨断面，上界为头臂血管和胸廓入口软组织，下界为两侧膈肌。心脏大血管断面居中，呈钝圆的三角形，下方偏左为右心室，偏右为右心房，升主动脉从中线稍偏左向上向右继而向上向左。升主动脉中段左侧为呈椭圆形的肺动脉主干断面。在升主动脉左上方可见横行的左头臂静脉及左锁骨下静脉和左颈总静脉，升主动脉右上方可见两条较粗大的血管，外侧为右头臂静脉，稍内侧者为头臂动脉（图 4-4-29）。

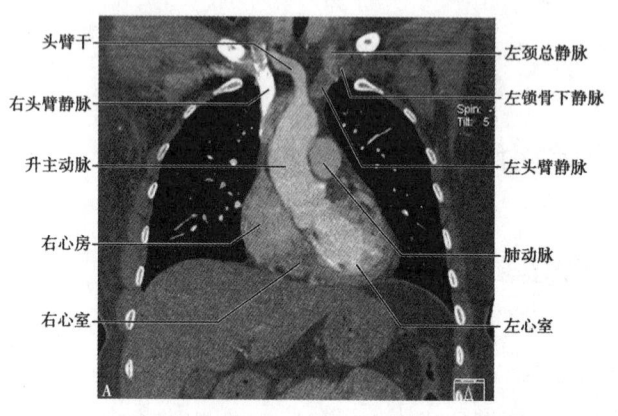

图 4-4-29 升主动脉层面

A. CT 增强多平面重建；B. MR T_1WI

第四章　胸部影像解剖与临床应用

（三）上腔静脉层面

层面两侧缘为胸壁肌肉和肋骨断面，上界为头臂血管及胸廓入口软组织，下缘为两侧膈肌。心脏大血管断面呈上窄下宽的直立锥形。右心房位于右下方，上腔静脉在正上方与右心房相连，左心室呈圆形位居断面下部稍偏左，心脏大血管层面中部稍偏左为肺动脉，其上方为主动脉弓横行部，最上方是左颈总动脉（图4-4-30）。

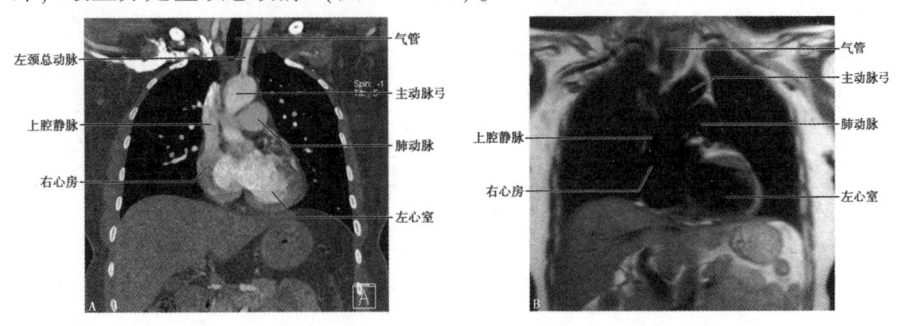

图4-4-30　上腔静脉层面

A. CT增强多平面重建；B. MR T_1WI

（四）右肺动脉层面

层面下部正中为左心房，在其左、右上角分别为左上肺静脉、右上肺静脉，右肺动脉主干位于左心室右上方，并可见其分支右上肺动脉，左肺动脉呈圆形位于左心房左上方。层面正中上部气管呈垂直条带状，其左侧为主动脉弓及左锁骨下动脉（图4-4-31）。

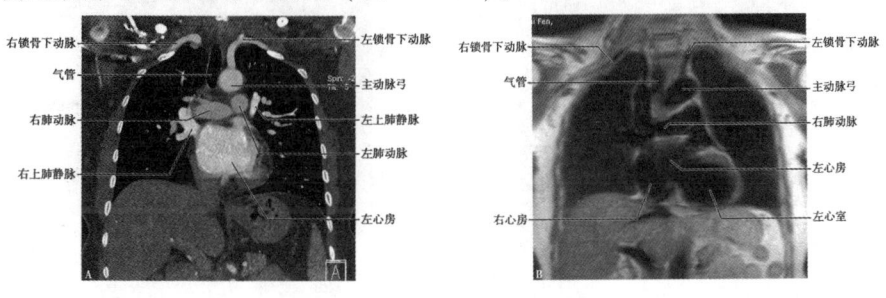

图4-4-31　右肺动脉层面

A. CT增强多平面重建；B. MR T_1WI

(五) 气管分叉层面

层面两侧缘为胸壁肌肉和肋骨断面，上界为胸廓上缘及上胸椎，下界为膈肌及胸主动脉下端，断面中央为气管隆嵴，右主支气管较短而平直分出右上叶支气管后延续为右中间支气管斜向右下。右下肺动脉在中间支气管外侧平行走向右下。左主支气管较长并呈凹面向左上的弧线状，在其左端分出左上叶支气管，气管隆嵴左侧为主动脉弓呈圆形，其左下方与左主支气管之间为左肺动脉断面（图4-4-32）。

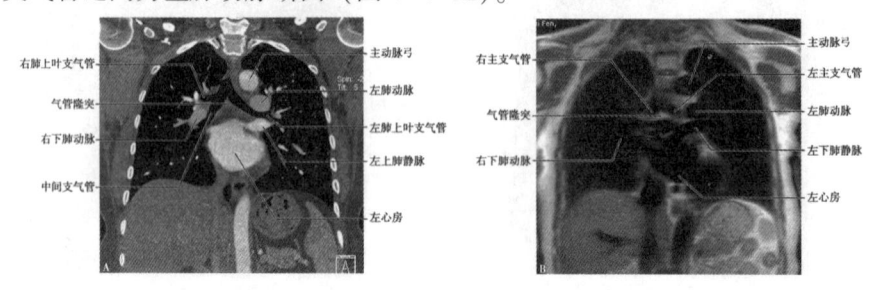

图 4-4-32 气管分叉层面

A. CT 增强多平面重建；B. MR T$_1$WI

(六) 降主动脉层面

层面两侧缘为胸壁肌肉和肋骨断面，上界为胸廓上缘及上胸椎，下界为膈肌及下胸椎，层面正中可见胸椎椎体，奇静脉呈条带状或逗点状斜行跨过胸椎，胸椎偏左侧可见降主动脉及主动脉弓（图4-4-33）。

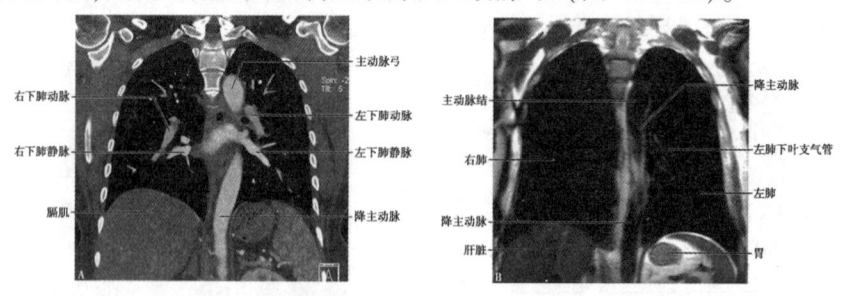

图 4-4-33 降主动脉层面

A. CT 增强多平面重建；B. MR T$_1$WI

第五节 胸部影像临床应用与分析

一、乳腺癌有关临床解剖学分析

乳腺癌的局部皮肤呈橘皮样外观，即水肿样的变化和点状陷凹，这是由于肿瘤侵犯皮肤的 Cooper's 韧带，使其缩短牵拉皮肤所致的点状陷凹，同时由于皮肤毛细淋巴管阻塞导致皮肤淋巴淤积和水肿。当皮肤广泛受侵时，癌细胞沿淋巴管、乳腺导管或浅筋膜梁索直接浸润于皮肤，可在表皮形成多数坚硬小结节或小条索，甚至融合成片，结节分布在病变周围的皮肤时，称卫星结节。卫星结节可单个或数个，多呈分散分布。乳腺癌淋巴转移最常见的表现是局部淋巴结肿大、变硬、融合成团和固定。淋巴结转移最为常见，转移灶较小时，淋巴结不肿大或肿大不明显，较难触及。转移病变一般是累及胸肌外侧淋巴结，触之多较硬，不规则，活动度欠佳，晚期可有锁骨上淋巴结肿大和对侧锁骨上淋巴结肿大。进行乳腺癌扩大根治术的切除时，其范围应该包括乳房、胸大肌、胸小肌及同侧腋窝、胸骨旁脂肪淋巴组织。

二、液、气胸有关临床解剖学分析

胸膜腔内压是指胸膜腔内的压力，它始终低于大气压，故亦称"胸内负压"。但用力呼气时有可能高于大气压。胸内负压是由胸廓的向外扩张和肺的弹性回缩这两种对抗力量作用于胸膜腔而形成，它使肺维持扩张状态，并有助于静脉血的回流。正常情况下，胸膜腔是闭合的，无气体存在的，当肺泡或外界与胸膜腔交通，气体就会顺压力梯度进入胸膜腔，造成积气状态，称为气胸。受气体压迫，肺组织不同程度的压缩萎陷改变，纵隔及器官向健侧移位，影响胸壁的扩张和肺的弹性回缩，从而影响到呼吸。患者表现为胸闷或呼吸困难，并可有刺激性干咳、发绀、呼吸加速等症状和胸部语颤减弱、呼吸音减低等通气功能下降的体征。

胸膜腔是由脏层、壁层胸膜围成的密闭腔隙，其内含有微量液体，如液体过多称为胸腔积液。胸腔积液分为漏出液和渗出液两类。少量积液时可无明显体征,中或大量积液时,患侧呼吸运动减弱,语颤减弱,积液区叩诊呈浊音或实音,听诊呼吸音减弱或消失,可伴有气管、纵隔均移向健侧。少量积液时,直立位尤其平卧位 X 射线检查不易发现;当积液量达 300 mL 时,仅示肋膈角变钝,有时难以与胸膜增厚鉴别,常需在 X 射线透视下缓慢倾斜变换体位加以区别;随着积液增多,肋膈角消失,且出现凹面向上、向外侧的弧形上缘的积液影;当出现大量积液时,整个患侧胸腔呈致密影,气管纵隔被推向健侧。

三、纵隔肿瘤有关临床解剖学分析

纵隔位于两侧纵隔胸膜之间,以胸骨和胸椎为其前后界。内有许多重要器官,有大血管、气管、主支气管、心包、食管、胸腺、神经和淋巴结等结构,因先天发育异常或后天性肿瘤形成。纵隔内肿瘤有原发瘤和转移瘤,原发肿瘤中以良性多见,但也有相当一部分为恶性。部分纵隔肿瘤阳性体征不多,其症状与肿瘤大小、部位、生长方式、质地和性质等有关,良性肿瘤生长缓慢,可生长到相当大;相反,恶性肿瘤侵犯程度高,进展迅速,可在较小时已出现症状,常见症状与压迫的器官有关,如胸痛、胸闷、咳嗽、头面部水肿、一侧面部无汗以及吞咽困难等。此外,还可出现一些与肿瘤性质相关的特异性症状,如胸骨后甲状腺肿随吞咽上下运动,破入肺内的畸胎瘤咳出头发或豆腐渣样皮脂,胸腺瘤伴重症肌无力等。胸腺瘤主要发生在成人,儿童极少见。18%的胸腺瘤患者有一般性 全身症状,如减重、疲劳、发热及盗汗等非特异性症状。

四、心力衰竭症状产生的原因分析

心力衰竭是由于心脏器质性或功能性疾病导致心室充盈和(或)射血能力受损而引起的一组综合征。

(一)右心衰竭病例分析

症状分析:由于右心接纳体循环的静脉血,其主要表现为体循环淤血为主的综合征。如胃肠道血液不能有效地回流,导致长期胃肠道淤血,可引起上腹胀满、食欲不振、恶心、呕吐、便秘及上腹疼痛等右心衰竭最常见的症状。如肾血液不能有效地回流，导致肾淤血，引起肾功能减退，出现白天尿少，夜尿增多等症状，可有少量蛋白尿、少数透明或颗粒管型和红细胞。如肝脏血液不能有效地回流，导致肝淤血肿大，肝包膜被扩张，肝区胀痛，重者可发生剧痛。慢性心衰长期肝淤血可发生心源性肝硬化。单纯右心衰竭时通常不存在肺淤血，气喘没有左心衰竭明显。在左心衰竭基础上或二尖瓣狭窄发生右心衰竭时右心排出量减少，肺淤血减轻，故呼吸困难较左心衰竭时减轻。

体征分析：单纯右心衰竭患者，可有右心室和（或）右心房肥大。当右心室肥厚明显时，可在胸骨下部左缘有收缩期强有力的搏动。剑突下也可见明显搏动，亦为右室增大的表现，右心室显著扩大可引起相对性三尖瓣关闭不全。轻度心衰患者休息时颈静脉压可以正常，但按压右上腹时，静脉压力上升至异常水平，称肝颈静脉反流征。颈静脉怒张较肝大或皮下水肿出现早，故为右心衰竭的早期征象，这有助于与其他原因引起的肝大相区别。继续发展下去可出现对称性可压陷性水肿的体征，其首先发现于低垂部位，严重者波及全身，并出现胸腔积液、腹水。上述出现的症状与体征均是由于右心不能有效地射出血液导致体循环淤血形成的，如掌握了右心房的收集范围，就能理解上述症状产生的原因。

（二）左心衰竭病例分析

主要是肺淤血引起，以肺淤血、心排出量降低及器官低灌注临床表现为主。

症状分析：左心衰竭最早出现的临床症状为劳力性呼吸困难。因进行体力活动时，回心血量增加，左房压上升，加重肺淤血而出现呼吸困难。随着心功能不全的加重，患者可出现夜间入睡后突然憋气、气急而迅速坐起，即阵发性夜间呼吸困难，常伴有哮鸣音，称"心源性哮喘"。其发生的可能机制与卧床后间质液体重吸收和回心血量增加，睡眠时迷走神经张力增高，使小支气管痉挛及卧位时膈肌抬高，肺活量减少等因素有关。如病变进一步发展，平卧时很快出现呼吸困难，常在卧位 $1\sim2$ min 出现，坐起后缓解，称端坐呼吸。卧位时回心血量增加，左心衰竭使左室舒张末期压力增高，从而肺静脉和肺毛细血管压进一步升高，引起间质性肺水肿，降低肺顺应性，增加呼吸阻力而加重呼吸困难，进一步可发展为急性肺水肿。

体征分析：除原有心脏病体征外，还可以有以下几方面的体征，如活动后呼吸困难，重症出现发绀、黄疸、颧部潮红、脉压减小、动脉收缩压下降、脉快以及外周血管收缩等体征；也可有四肢末梢苍白、发冷及指趾发绀，窦性心动过速、心律失常等交感神经活性增高的伴随征象。心脏体征是以左心室增大为主，可有心率加快、交替脉，心尖部可闻及舒张期奔马律。肺部体征是两肺底湿啰音，其是左心衰竭时的主要体征，约1/4的左心衰竭患者发生胸腔积液。上述出现的症状与体征均是由于左心不能有效地射出血液导致肺部淤血形成的，如掌握了左心房的收集范围，就能理解上述症状产生的原因。

第五章 腹部影像解剖与临床应用

腹部包括腹壁和腹腔脏器。腹壁与膈围成腹腔。腹腔内除腹膜结构外，有许多重要脏器。腹腔脏器根据其形态结构可分为空腔脏器和实质性脏器，前者如肝、胰、脾和肾，后者如胃肠道、胆囊和输尿管等。此外，腹部还有重要的神经、血管和淋巴结。本章将对腹部影像解剖与临床应用的相关知识进行介绍。

第一节 腹部概述

一、境界与分区

（一）境 界

腹部上方借膈与胸部分开，下方经骨盆上口与盆腔相通。因腹部的结构与胸部、盆部的结构相互重叠与延续，故在断层解剖学中，通常以膈穹平面为腹腔的上界，以第5腰骶椎间盘平面为腹腔的下界。

（二）分区（九分法）

为便于描述腹腔脏器的位置，临床上常用两条横线和两条纵线将腹部分为9个区。上横线采用肋下平面，即左、右侧肋弓最低点的连线；下横线多采用结节间平面，即左、右髂结节的连线；两条纵线为通过两侧腹股沟韧带中点的垂直线。上述4条线将腹部分成9个区：左、右侧自上而下依次为左、右季肋区，左、右腹外侧区（腰区），左、右腹股沟区（髂区）；中间自上而下依次为腹上区、腹中（脐）区和腹下区（图5-1-1）。

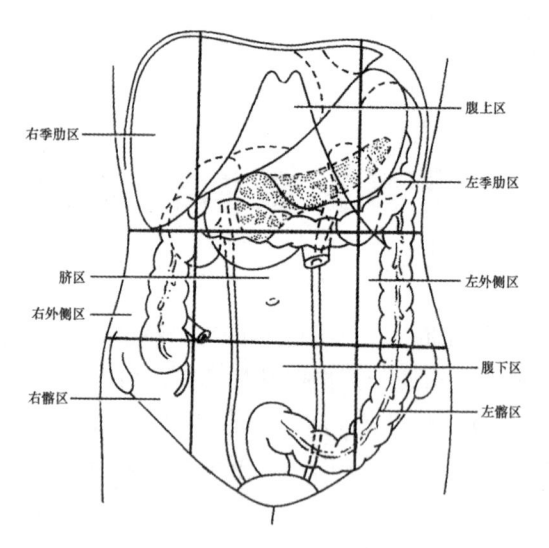

图 5-1-1　腹部的分区

二、重要体表标志

（1）剑突（xiphoid process）：位于胸骨体下端，其后方约平对第9胸椎体。剑突上接胸骨体，经两者结合处的水平面称为剑胸结合平面，膈穹居于此平面。

（2）肋弓（costal arch）：为第8~10肋软骨前端依次连于上位肋软骨形成的弓。通过其最低点的水平面称肋下平面，约平对第3腰椎体，十二指肠水平部通过此平面。

（3）脐（umbilic）：位于腹前正中线上，其后方平对第3、4腰椎间盘。经脐至剑胸结合连线中点的横断层面称为幽门平面，后方平对第1腰椎体下缘，幽门常位于此平面；幽门的右侧有胆囊和肝门静脉，其左侧后方有胰、肾门和肠系膜上动脉的起始部。脐上方约2.5 cm处平对肠系膜下动脉起始处。

（4）髂嵴（iliac crest）：髂骨翼的弓形上缘。经两侧髂嵴最高点的横断层面，称为嵴间平面，约平对第4腰椎棘突，为腹主动脉分叉平面。

（5）髂结节（tubercle of iliac crest）：髂前上棘后方5~7 cm处，髂嵴外唇向外的突起。经两侧髂结节的水平面称结节间平面，约平第5腰椎棘突，回盲瓣多位于此平面。

第二节 腹部主要脏器 X 射线解剖

腹内脏器多为中等密度，彼此间缺乏自然对比，常规 X 射线检查中难以显示。空腔脏器主要通过造影的方法形成人工对比后观察其内部结构。实质性脏器靠 CT、MRI 及超声等技术显示并观察。食管尽管大部分位于颈部、胸部，然与胃肠道同属于消化系统，为叙述方便，放在本章介绍。

一、消化管 X 射线解剖

（一）咽

咽部钡餐造影后前位观察，上方正中透亮区为会厌，两旁充钡的小囊为会厌谷，下为喉头。喉头两侧充钡的对称空腔为梨状隐窝，其下缘达第 5 颈椎水平，中央圆形透亮区为喉头所在（图 5-2-1）。侧位观察自上而下可以看到舌根、会厌谷、梨状隐窝、咽后壁和甲状软骨等结构。

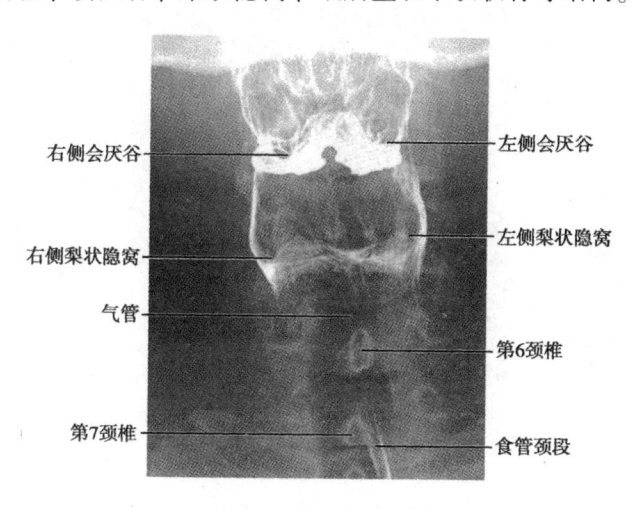

图 5-2-1 咽部钡餐造影（正位）

(二) 食 管

1. 充盈相

大口吞咽钡剂后，食管腔充盈扩张，其管径一般自上而下逐渐增宽，管壁柔软，管腔边缘光滑，在正、侧位上均可见有自然弯曲度。充盈相可清晰显示食管的三个生理性压迹。①主动脉弓压迹：相当于第4~5胸椎水平，为一半月形的弧形压迹，压迹深度随年龄而递增。此压迹正位时在食管的左缘，侧位时在食管的前缘。②左主支气管压迹：左主支气管斜行跨过食管的左前方，压迹深度变异较大，一般在其前方可看到含气透亮的斜行支气管影。③左心房压迹：位于食管中下段，呈长而浅的压迹，一般，在儿童或深呼气时较明显。狭长型心脏的人此压迹可完全见不到。在老年人，明显迂曲的降主动脉可在食管下段后缘形成另一个压迹（图5-2-2）。

2. 黏膜相

钡剂大部分排空后，食管腔内显示出2~5条纵行平行的细线状低密度影，即黏膜皱襞，其宽度不超过2 mm。黏膜皱襞之间因钡剂残留充填而呈现高密度（白色）影像。黏膜皱襞在通过膈裂孔时聚拢，过了裂孔后又再分离，达贲门时又可聚拢（图5-2-2）。

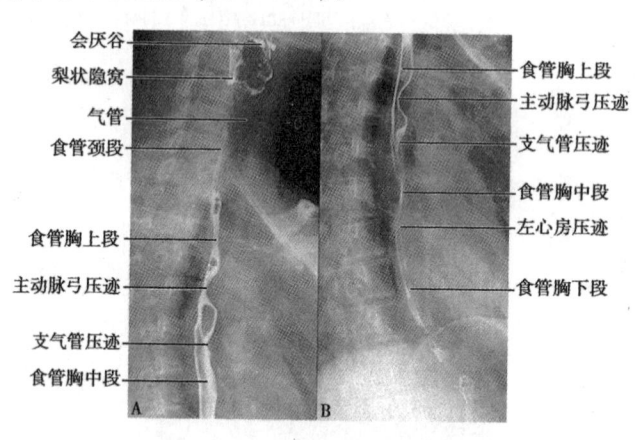

图5-2-2 食管钡餐造影侧位

A. 充盈相；B. 黏膜相

(三) 蠕 动

食管的蠕动波表现为不断向下推动的环状收缩波，收缩波下方的食管舒张，以接纳收缩波送来的钡剂，收缩波上方的食管恢复静止状态。距膈上约 4~5 cm 长的一段食管，在蠕动波到达时，往往舒张、膨大呈壶腹状，最宽可达 4 cm 以上，称为膈壶腹。胃食管前庭段位于膈肌食管裂孔上下，全长 3~5 cm，它的上界相当于膈食管韧带附着处，深吸气时被牵引向后成角，即相当于解剖学所称食管下括约肌，位于膈上 2~4 cm，下界约为膈下 1~2 cm 处，系与胃的交界。胃食管前庭段的黏膜皱襞较食管略粗且多，与胃交界处和胃底呈辐射状的黏膜皱襞相续，在局部形成齿状线。

（四）胃

1. 充盈相

充盈相可观察胃的形态、轮廓、蠕动以及胃腔扩张和胃壁柔软度等情况。通常站立后前位观察可分为 4 型。①牛角型：常见于矮胖的人，肌张力高，从胃底至幽门逐渐从粗到细，角切迹不明显，胃下缘位置较高；②无力型：常见于瘦长的人，肌张力低，角切迹明显，胃体中部较细，将胃分成上下两个半腔，胃下缘位置较低；③钩型：常见于中间体型的人，肌张力中等，形态介于牛角型和无力型之间，角切迹清晰可见，胃下缘与髂骨嵴平面同高；④瀑布型：胃底向胃体的上后方弯曲，张力位置均较高，胃底呈囊袋状，易沉钡，与胃体形成两个液面（图 5-2-3）。

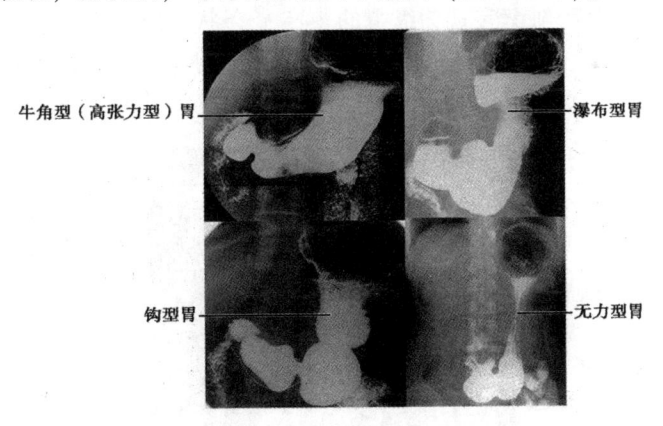

图 5-2-3 胃的分型

胃轮廓在充盈相上可清晰显示，胃分为胃底、胃体和胃窦三部分及胃小弯和胃大弯。贲门入口水平线以上的胃腔称胃底，立位胃底含气，又称胃泡。胃小弯弯曲处为角切迹，角切迹与胃大弯侧最低点作一连线，此连线与胃底之间的胃腔称胃体，连线以远的胃腔称胃窦。幽门为长约 5 mm 的短管，将胃与十二指肠相连。胃小弯和胃窦大弯一般光滑整齐，胃体大弯常呈锯齿状，为横斜行走向的黏膜皱襞所致（图 5-2-4）。

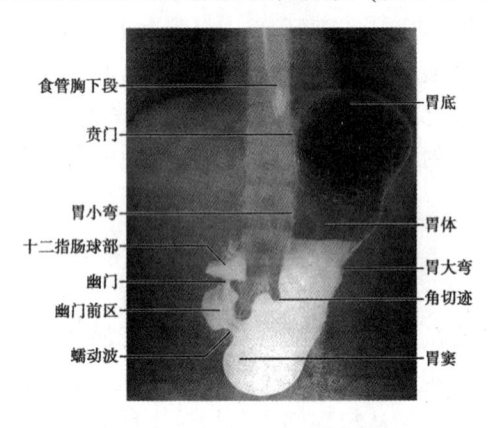

图 5-2-4　胃钡餐造影充盈相

2. 黏膜相

由胃的黏膜层和黏膜下层共同形成的许多沟峰，经充钡后或适当加压，沟内充以钡剂，透视下呈致密条纹，而峰则无钡剂遮盖，为透亮条纹。胃体部的黏膜皱襞表现为纵行的 4~5 条条状阴影，其宽度一般不超过 5 mm，该条纹自上而下延续至胃窦区，胃大弯侧缘则形成锯齿状，在胃窦部有时呈斜行，胃底部的黏膜皱襞呈不规则排列（图 5-2-5）。

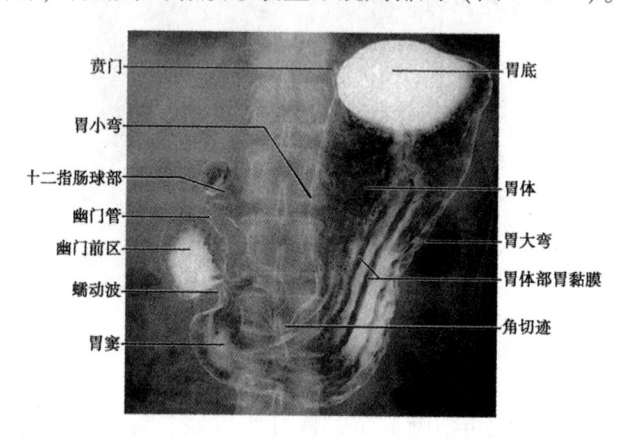

图 5-2-5　胃钡餐造影黏膜相

3. 蠕动

胃充钡后显示波浪形收缩，从胃体上部开始，向幽门方向推进，自上而下逐渐加深，至胃窦处蠕动最深可使大小弯相接触。经过多次蠕动波到达胃窦，幽门才开放一次，驱使胃内容物进入十二指肠。蠕动波一般每隔 20 s 左右出现一次，整个胃可同时出现 2~3 个蠕动波。蠕动波受胃张力高低、蠕动强弱、精神状态和幽门功能等因素影响。通常服钡后，胃内容物在 2~4 h 内排空。

（五）十二指肠

十二指肠是起自幽门与空肠相连的肠管，全长约 25 cm，呈"C"形包绕胰头，称为十二指肠曲。根据形态和位置，可分为球部、降部、水平部和升部 4 个部分。

球部相当于第 12 胸椎和第 1 腰椎之间高度，呈边缘整齐的三角形，顶部向上，在基底部两侧有对称的穹隆，当中与幽门管相通。在球部之后与降部开始之前的一段十二指肠，X 射线上称为球后部，有的人可长达 4~5 cm，有的人短到几乎不存在。

降部在第 1~3 腰椎的右侧下行，于第 3 腰椎平面向左弯曲接水平部。水平部于第 3 腰椎右侧横行向左，经下腔静脉和腹主动脉的前方移行为升部。升部自第 3 腰椎左侧斜向左上方，至第 2 腰椎的左侧弯向前下续接空肠。十二指肠第 2~4 部分充钡后，轮廓呈锯齿状，钡剂大部通过后，显示羽毛状黏膜皱襞影像（图 5-2-6）。

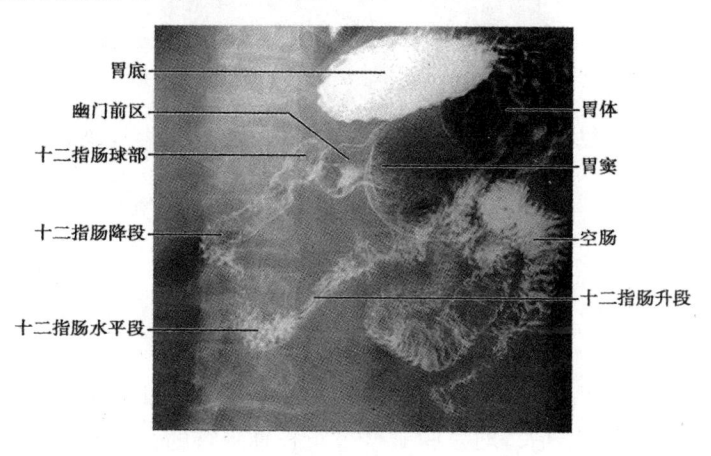

图 5-2-6 十二指肠钡餐造影（仰卧位）

十二指肠低张造影后，肠腔增宽，管径可为原来的 2 倍，蠕动消失。原来羽毛状的黏膜皱襞代之为恒定的环状皱襞，在扩张肠管的边缘，呈现两侧相对称的锯齿状或齿轮状轮廓。有时也可以见到肠黏膜面呈龟背状图形。降部内侧缘的中部可见肩样突起，称之为岬部，岬部以下肠管变宽，扩张肠管内缘平直，无锯齿状横行皱襞。岬部是十二指肠憩室的好发部位，也是寻找乳头的重要标记。岬部下方的降部内壁或内后壁常可见一个圆形或椭圆形透亮影，为 Vater 乳头，是胆总管下端和主胰管的开口处，在切线位上呈半圆形阴影，轮廓光整。乳头大小变异很大，通常直径不超过 1.5 cm。

（六）空肠及回肠

钡餐在空回肠的分布是连贯的，空回肠之间无明显分界。空肠多居于中上腹及中腹部，而回肠多位于中下腹及右下腹。

空肠于一般钡餐造影时，不能显示充盈相。回肠肠管略小，黏膜皱襞浅，肠蠕动慢，可以显示为充盈相，肠管充钡如腊肠一般，几乎见不到皱襞。在 X 射线钡剂造影片上，小肠被分为 6 组。第 1 组为十二指肠；第 2 组位于左上腹；第 3 组位于左中腹；第 4 组位于中腹部横跨脊柱区；第 5 组位于右中腹；第 6 组位于盆腔内（图 5-2-7）。

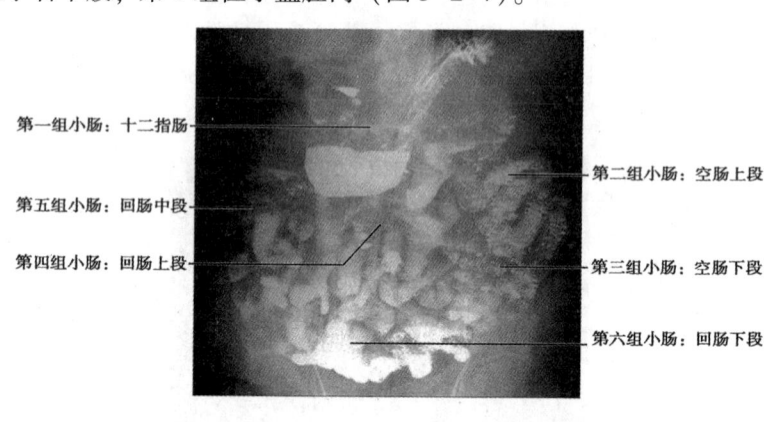

图 5-2-7 小肠钡餐造影

空肠黏膜皱襞高凸而密集，通常显示呈羽毛状，其长短、粗细、形状和方向可随时改变。收缩时黏膜皱襞呈与长轴平行的细条状，充分舒张时可呈弹簧状。回肠黏膜皱襞较少而平坦，肠腔充盈常较饱满而黏膜纹不明显，偶见横行或纵行黏膜纹，近空肠部分有时显示羽毛状影像，回肠末端则常显示纵行皱襞。

(七) 结肠与直肠

口服钡剂抵达盲肠并使之充盈时，可显示回盲瓣。大多位于内后壁，隆起的黏膜向肠腔内突出。当回盲瓣关闭时，充满钡剂的回肠末端逐渐变细，形如鸟嘴，正面观呈鱼口状，切面观则在肠腔内缘出现反"3"形压迹。钡剂灌肠后肠腔内压力迅速增高，可使结肠明显扩张和伸长，呈粗大的管状，边缘光滑。直肠以上的肠管均出现结肠袋，这是一种特征性的表现，是由于结肠内壁有一系列半月形黏膜皱襞向肠腔内伸出而在无黏膜皱襞处肠壁较薄而向外膨出所致。三条结肠带又将肠袋分割成三串等距离的较小肠袋。由于投影时的重叠，X射线上往往仅显示两排袋形。

盲肠长5~7 cm，是结肠最宽、最短的一段，一般位于右髂窝部。阑尾开口于盲肠的内侧缘中下部，长5~10 cm，移动度大，造影时可不显影。

升结肠位于腹腔右外侧，长约20 cm，为腹膜间位器官，较固定，具有典型的结肠特征。

横结肠横过中腹部，略呈向下的弧形，长约40~50 cm，为腹膜内位器官，有横结肠系膜。

降结肠常沿左腹外侧下降，长约30 cm，为腹膜间位器官，是结肠最细的部分，结肠袋逐渐变浅、稀疏。

乙状结肠位于盆腔，呈"S"形，长约40 cm，为腹膜内位器官。

直肠位于盆腔中线，一般长度为12~15 cm，充盈时宽度可超过小骨盆腔的一半。中部扩大为直肠壶腹部，下部为3~4 cm长的肛管。直肠边缘光滑，无结肠袋，但在壶腹部内有3个横行半月形皱襞，称直肠瓣。直肠位置偏后，沿骶骨前壁走行，在第4骶骨水平测量直肠后间隙，正常不应超过1 cm。

钡剂大部分排出后，肠内压力下降，肠腔变细，形成皱形的黏膜纹，大多不规则相互交错。升结肠、横结肠的皱襞比降结肠明显，皱襞形态可随收缩、蠕动而变化，可呈纵行或花边状。

双重对比造影时，结肠扩张，黏膜表面附着一层薄钡，在腔内气体衬托下，显示为一条厚约1 mm，连续、光滑的线状阴影，称为轮廓线或边缘线。由于肠管扩张，原有的黏膜皱襞纹消失，而显示出黏膜表面的微皱襞（图5-2-8，图5-2-9）。

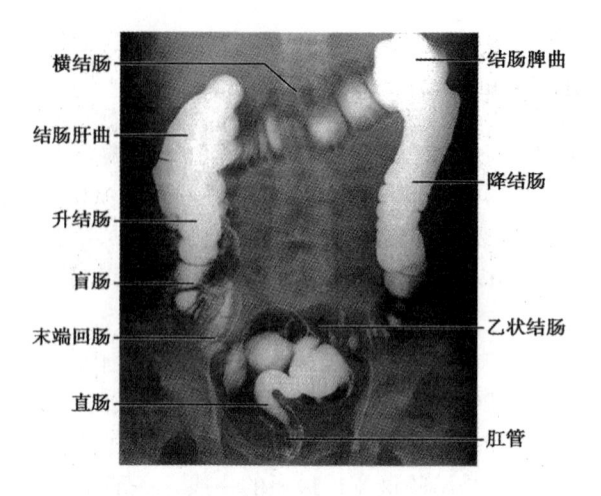

图 5-2-8　结肠与直肠气钡双对比相（正位）

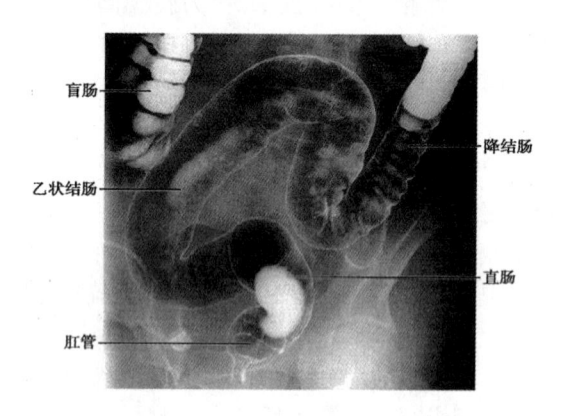

图 5-2-9　乙状结肠及直肠双对比相（斜位）

二、肝、胆、胰和脾 X 射线解剖

在腹部平片上，肝脏大部分位于右上腹，密度均匀，其轮廓显示不清。肝内外胆管、胆囊均不能显示。经十二指肠内镜逆行胆管造影可清晰显示胆道解剖结构，肝外胆道包括左肝管、右肝管、肝总管、胆囊管和胆总管。肝总管由左肝管、右肝管汇合而成，其下端与胆囊管汇合成胆总管。胆总管管径 6~8 mm（大于 8 mm 即为扩张），向下与胰管汇合，形成

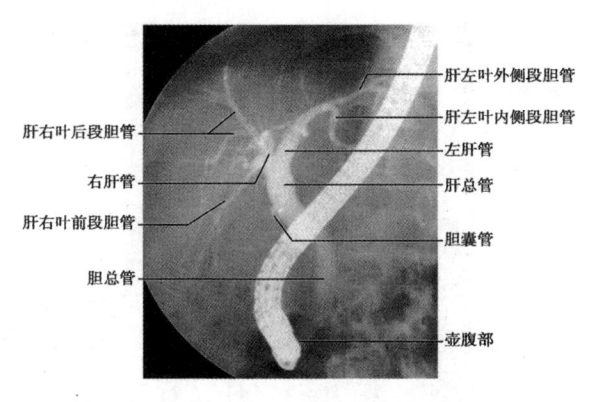

略膨大的肝胰壶腹（Vater 壶腹），开口于十二指肠大乳头（图 5-2-10）。

图 5-2-10 经十二指肠内镜逆行胆管造影相（正位）

平片亦不能显示胰腺。在上消化道钡餐检查时，通过对十二指肠曲大小的研究可粗略估计胰头的大小。

脾脏位于左上腹的后方，一般脾下极平第 2 腰椎。腹部平片上，脾脏显示为密度均匀的软组织影，位于充气的胃和结肠的左侧，长轴与左侧第 10 后肋一致。

三、肾脏、输尿管及肾上腺 X 射线解剖

（一）肾　脏

在肠道准备充分、对比度较好的情况下，X 射线平片可以显示肾脏。后前位上，正常肾脏呈豆形，边缘光滑，外缘为凸面，内缘为凹面。肾影位于第 12 胸椎至第 3 腰椎之间，右肾略低于左肾，肾的长轴由内上斜向外下，肾长轴与脊柱中轴线的夹角称为肾脊角，正常为 15°~20°。尿路造影可显示肾盂肾盏等结构。当排泄性尿路造影时，造影剂注入静脉后，经血液循环从肾脏排泄，肾实质首先显影，肾小盏、肾大盏和肾盂相继显影。两肾同时显影，且显影密度和排泄时间大致相同。肾小盏侧面影像呈杯口状，凹面朝向肾实质，如果肾小盏朝前或朝后，则显示环状影。一般每侧肾脏约有 7~8 个肾小盏，2~3 个肾小盏合并形成 1 个肾大盏，2~3 个肾大盏合并形成肾盂。典型的肾盏有一定的排列顺序，上盏朝上外，中盏横置，下盏朝外。肾盂的形态多样，一般可分为喇叭型、分支型、壶腹型和

各种移行型（图5-2-11）。

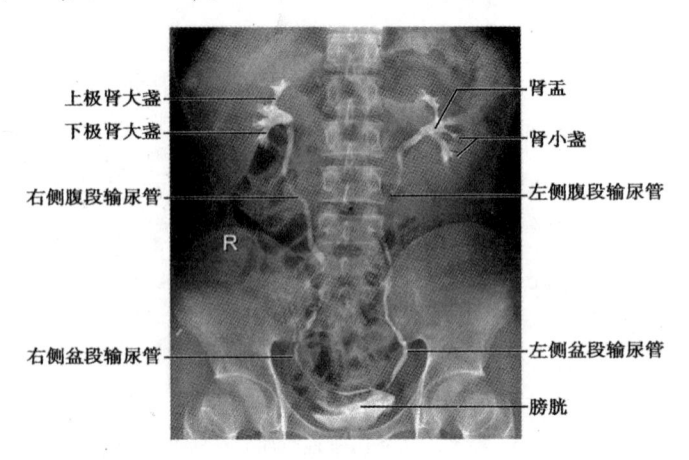

图 5-2-11　排泄性尿路造影

（二）输尿管

输尿管在X射线平片上不显影，只有在尿路造影时才能清楚地显示。输尿管为细长的条状阴影，轮廓光滑整齐，密度均匀一致，在脊柱两侧起自肾盂，向下沿腰椎横突前方下降，呈波浪弯曲，越过骶髂关节进入盆腔，先向外行，再向前内方进入膀胱。输尿管的内径宽度和长度变化很大，只有明显的宽窄改变时才有病理意义。输尿管全程有3个生理狭窄区，分别位于肾盂与输尿管移行处、越过髂血管和小骨盆入口处和输尿管膀胱连接部（图5-2-11）。

（三）肾上腺

肾上腺位于肾脏上方的肾筋膜囊内，两侧肾上腺位置平面不等高，绝大多数是右侧高于左侧。肾上腺为一对软组织器官，其密度与周围软组织相同，在平片上不显影。

第三节 腹部血管造影解剖

一、腹主动脉

腹主动脉（abdominal aorta）是腹部的动脉主干，在第 12 胸椎前方略偏左侧经膈肌主动脉裂孔进入腹膜后隙，行于脊柱左前方，至第 4 腰椎下缘水平分为左、右髂总动脉，全长 14~15 cm，周径约 3 cm。腹主动脉前面从上往下分别为胰、十二指肠水平部及小肠系膜根部所覆盖，后邻第 1~4 腰椎及椎间盘，右侧为下腔静脉，左侧为交感干腰段，周围还有腰淋巴结、腹腔淋巴结和神经丛（图 5-3-1，图 5-3-2）。

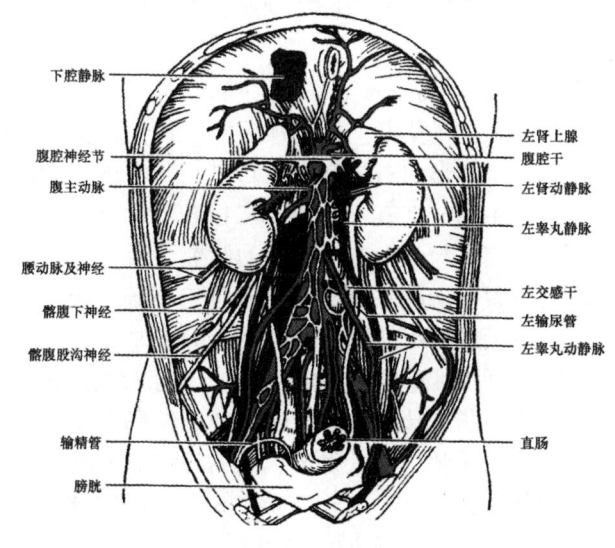

图 5-3-1 腹主动脉

影像解剖与临床应用

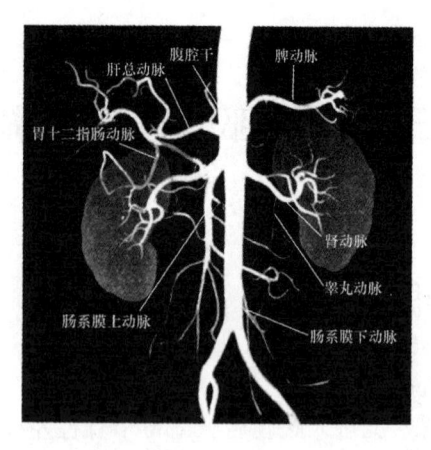

图 5-3-2　腹主动脉 DSA

腹主动脉发出的主要脏支有：

（1）腹腔干（celiac trunk）：起点多在第 1 腰椎上缘以上水平，从腹主动脉前壁发出，为一短干，分为肝总动脉、脾动脉和胃左动脉 3 支，但分支的变异较多。

（2）肠系膜上动脉（superior mesenteric artery）：在腹腔干稍下方平第 1 腰椎水平从腹主动脉前壁发出，从胰颈后面下行，跨十二指肠水平部前面进入肠系膜根部，呈弓形向右髂窝方向行进。其右侧伴行的是肠系膜上静脉。肠系膜上动脉主要分支有：①胰十二指肠下动脉，行于胰腺与十二指肠之间，分前、后支，与胰十二指肠上动脉前、后支吻合。②空肠动脉和回肠动脉，由肠系膜上动脉左侧壁发出，行于小肠系膜内，反复分支吻合成多级动脉弓，由最后一级动脉弓发出直行小支进入空、回肠管（图 5-3-3，图 5-3-4）。③回结肠动脉，为肠系膜上动脉右侧壁发出的最下一条分支，又分数支营养回肠末端、盲肠、阑尾和升结肠。④右结肠动脉，在回肠动脉上方肠系膜上动脉右侧壁发出，向右行，分升支和降支，与中结肠动脉和回结肠动脉吻合，分支至升结肠。⑤中结肠动脉，在胰下缘附近起于肠系膜上动脉，向前，进入横结肠系膜，分为左、右支，分别与左、右结肠动脉吻合，分支营养横结肠（图 5-3-3，图 5-3-4）。

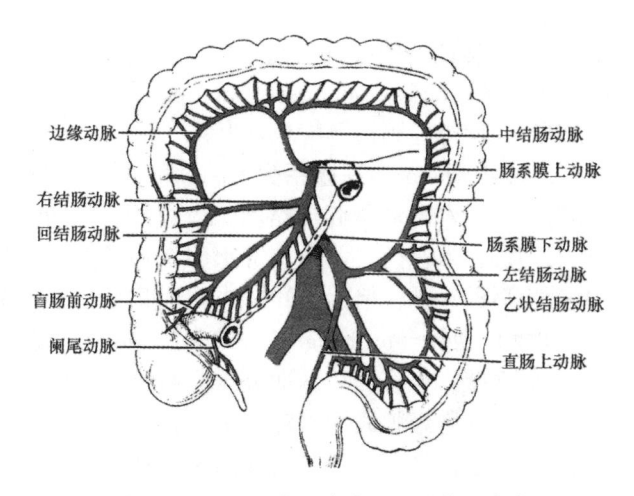

图 5-3-3　肠系膜上动脉和肠系膜下动脉

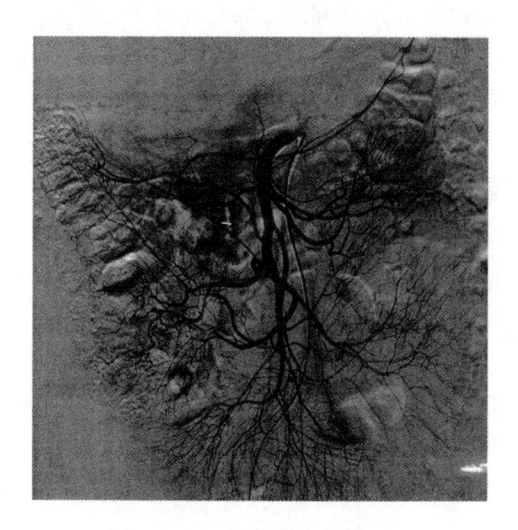

图 5-3-4　肠系膜上动脉 DSA

（3）肠系膜下动脉（inferior mesenteric artery）在第 3 腰椎水平发自腹主动脉前壁，向左髂窝方向行进，本干经乙状结肠系膜进入盆腔，移行为直肠上动脉。主要分支有：左结肠动脉，横行向左，至降结肠附近分升降支，分别与中结肠动脉和乙状结肠动脉吻合，分布于降结肠；乙状结肠动脉，有 2~3 支，斜行向下，进入乙状结肠系膜内，各支间相互吻合成弓，分支营养乙状结肠；直肠上动脉，为肠系膜下动脉的直接延续，在乙状结肠系膜内下行，至第 3 骶椎水平分两支，沿直肠两侧分布于直肠上部，在

— 165 —

直肠壁内与直肠下动脉吻合（图 5-3-3）。

（4）肾上腺中动脉［middle suprarenal arteries］成对，在第 1 腰椎水平起自腹主动脉侧壁，向外经膈内侧脚至肾上腺。

（5）肾动脉（renal arteries）在肠系膜上动脉稍下方，平第 2 腰椎高度发自腹主动脉侧壁。一般左肾动脉起点略高，较短。右肾动脉较长，经下腔静脉后方到达肾门。在入肾门之前发出肾上腺下动脉至肾上腺。双侧肾动脉在肾门外多分出后段动脉，但分支的个体差异很大（图 5-3-2）。

（6）睾丸（卵巢）动脉（testicular（ovarian）arteries）在肾动脉起点稍下方起自腹主动脉侧壁，在腹膜后斜向外下方行进，越输尿管前方，在腰大肌前面下行。睾丸动脉经腹股沟管深环加入精索到达睾丸。卵巢动脉在小骨盆入口处经卵巢悬韧带分布到卵巢（图 5-3-1）。

腹主动脉发出的壁支有：膈下动脉 1 对、腰动脉 4 对、骶正中动脉 1 支。它们从第 12 胸椎下部水平到第 4 腰椎水平呈均匀间距发出，行于腹后壁。骶正中动脉多起于腹主动脉分叉处，下行于第 4、5 腰椎及骶骨前面，并向两侧发出腰最下动脉（图 5-3-1）。

二、下腔静脉

下腔静脉（inferior vena cava）由左右髂总静脉汇合而成，汇合处多在第 5 腰椎水平，即低于腹主动脉分叉水平。下腔静脉行于脊柱右侧前方，腹主动脉右侧。经肝腔静脉沟在第二肝门处收集肝静脉后穿膈入胸腔，此处高度为第 8 胸椎。下腔静脉前面从上往下分别为肝、胰头、十二指肠水平部小肠系膜根部所覆盖；后面右膈脚、第 1~4 腰椎、右交感干、右肾动脉和腹主动脉右侧壁支。下腔静脉行程、属支个体差异较大（图 5-3-1）。

三、胃的动脉

胃的动脉来自腹腔干的分支，先在胃大、小弯形成两个动脉弓，再由动脉弓发出许多小分支进入胃前、后壁（图 5-3-5，图 5-3-6）。

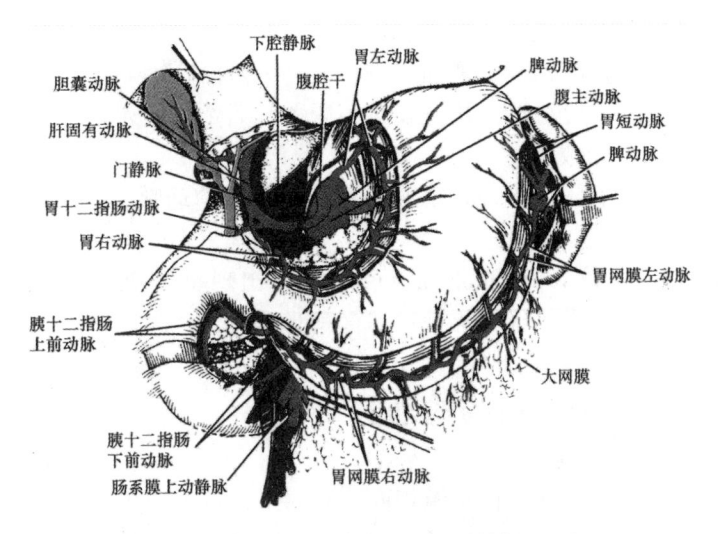

图 5-3-5 腹腔干及胃的动脉

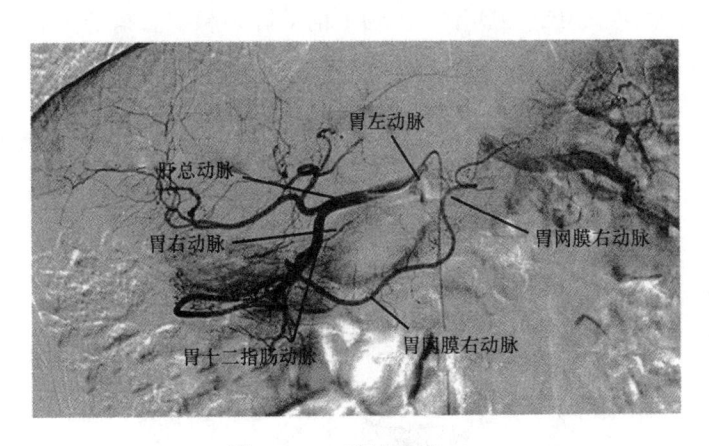

图 5-3-6 胃的动脉 DSA

(1) 胃左动脉（left gastric artery）：为腹腔干的最小分支，自腹腔干前壁发出，急转向左至贲门，沿胃小弯行向右。有分支至食管下段。

(2) 胃右动脉（right gastric artery）：常起源于肝固有动脉，较小，在十二指肠上方下行至幽门转向左，与胃左动脉吻合，在胃小弯形成血管弓。

(3) 胃十二指肠动脉（gastroduodenal artery）：在十二指肠上缘处起源于肝总动脉，在幽门下方分出胰十二指肠上动脉，胃网膜右动脉（right gastroepiploic artery）沿胃大弯行向左侧。

（4）胃网膜左动脉（left gastroepiploic artery）：起源于脾动脉末端，经脾胃韧带入大网膜，沿胃大弯向右行，与胃网膜右动脉吻合。

胃网膜左、右动脉除发出分支进入胃前、后壁外，还发出网膜支参与大网膜血管弓的形成。

（5）胃短动脉（short gastric arteries）起源于脾动脉，3~5支，经脾胃韧带进入胃底部。

（6）胃后动脉（posterior gastric artery）出现率约70%，起源于脾动脉，行于网膜囊后壁，经胃膈韧带到胃底部后壁。

四、胰、十二指肠的动脉

胰头与十二指肠的血供来源相同，共同来自胃十二指肠动脉分支的胰十二指肠上前动脉和胰十二指肠上后动脉，肠系膜上动脉分支的胰十二指肠下动脉，后者又分支为胰十二指肠下前动脉和胰十二指肠下后动脉，行走在胰钩突的前后（图5-3-7）。

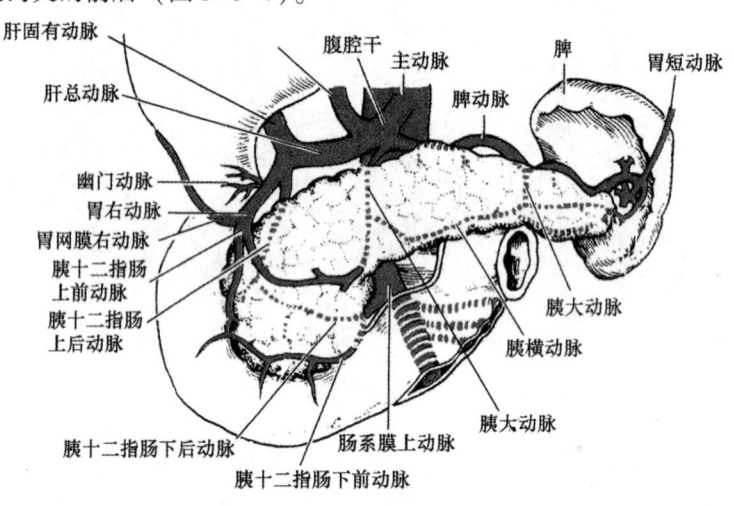

图5-3-7 胰和脾的动脉

此外，胰腺来源于脾动脉的有胰背动脉、胰大动脉和胰尾动脉；来源于肠系膜上动脉的有胰下（横）动脉和胰十二指肠下动脉（图5-3-7，图5-3-8）。

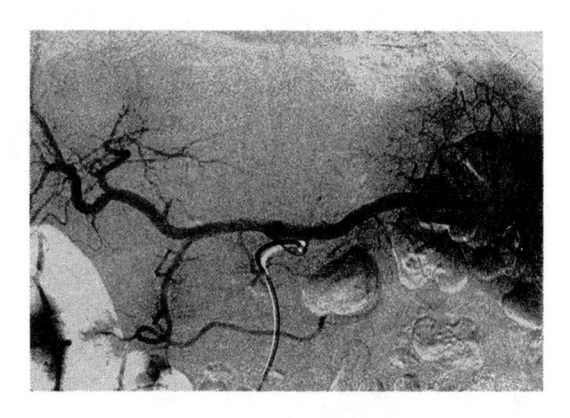

图 5-3-8 胰和脾的动脉 DSA

胰十二指肠上前动脉、胰十二指肠上后动脉和胰十二指肠下前后动脉在胰头与十二指肠间形成血管弓，并发出大量分支供应胰头及十二指肠。

五、脾的动脉

脾动脉（splenic artery）起自腹腔干，沿胰背侧面上部弯曲行向脾门，沿途发出胰背动脉、胰大动脉和胰颈动脉，远侧端入脾肾韧带，在脾门外发出多条分支（图 5-3-7）。

六、肝的动脉

肝总动脉（common hepatic artery）起自腹腔干，行于肝十二指肠韧带，门静脉左前方，胆总管左侧。在分出胃右动脉及胃十二指肠动脉后，改名称肝固有动脉（proper hepatic artery），在入肝门前，分支为肝左动脉、肝右动脉和肝中动脉，分别进入肝门，其分支部位较门静脉分支部位低。其中，肝右动脉在肝外发出胆囊动脉（图 5-1-9）。肝固有动脉在肝内的行径及分支同门静脉。肝动脉变异较常见：包括起源变异，如肝左动脉有直接起源于腹主动脉或胃左动脉者（15%），肝右动脉起源于肠系膜上动脉者（12%）；行程变异包括分支过早、进入肝门位置改变以及与肝外胆管毗邻关系发生改变等。迷走肝动脉指的是肝动脉的行径改变，但起源及主要分支数目未变化；迷走替代肝动脉指的是因起源变异而引起行径改变（图 5-3-9、图 5-3-10）。

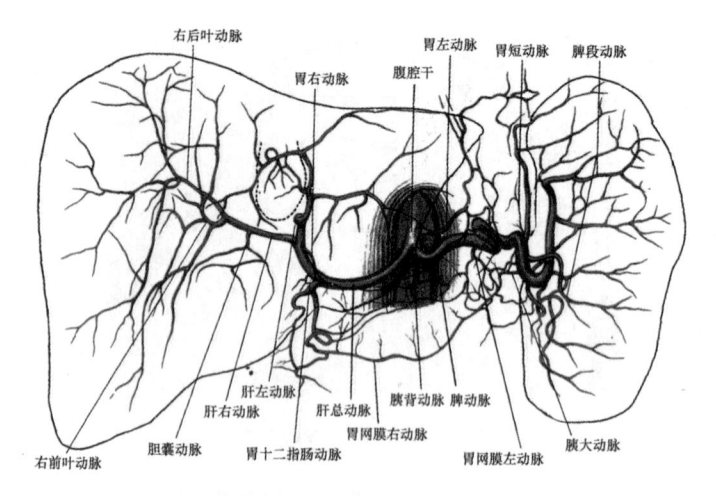

图 5-3-9 肝左、肝右动脉

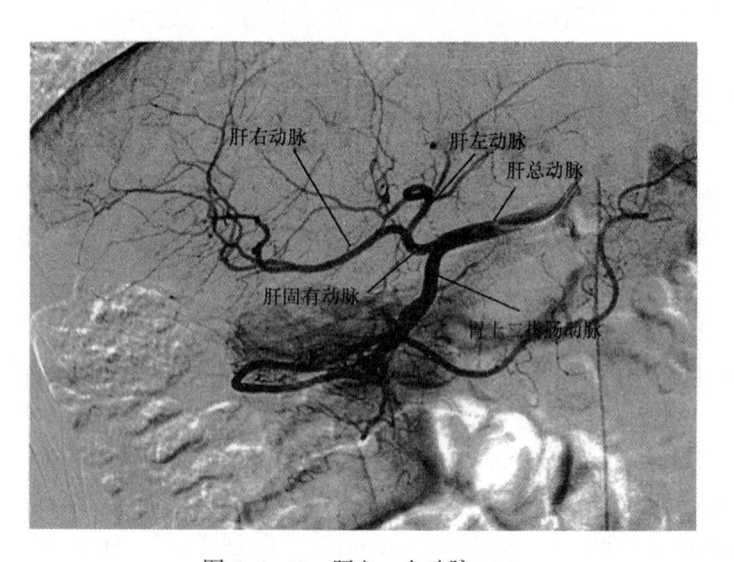

图 5-3-10 肝左、右动脉 DSA

七、肾和肾上腺动脉

（1）肾的动脉：主要来自肾动脉（renal artery），多为一支，两支型占 12.5%，极少为三支型。肾动脉在入肾门之前多分为前、后两干，由两干再发出肾段动脉。前干走在肾盂前方，其肾段支有上段动脉、上前段动脉、下前段动脉和下段动脉。后干入肾后行于肾盂后方并延续为后段动脉。肾动脉变异极多，不经肾门而在肾上极入肾者称上极动脉，其来源复杂（图5-3-11，图5-3-12）。

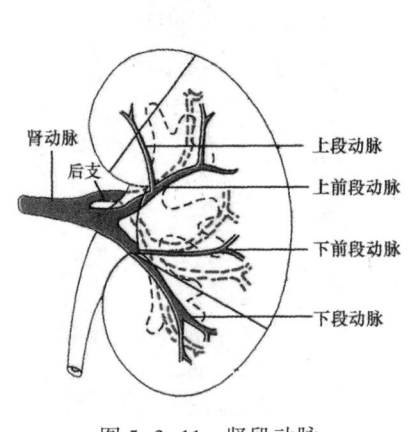

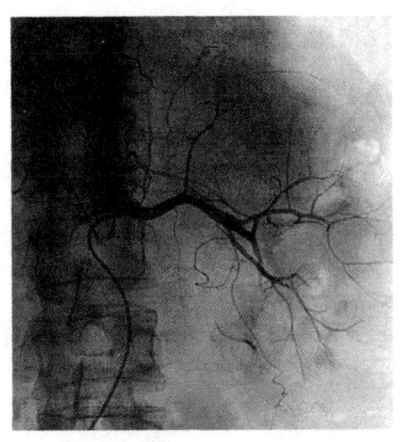

图 5-3-11　肾段动脉　　　　图 5-1-12　左肾动脉 DSA

（2）肾上腺的动脉：有来自膈下动脉的肾上腺上动脉、来自腹主动脉的肾上腺中动脉和来自肾动脉的肾上腺下动脉（图5-3-2）。

八、肝门静脉

肝门静脉（hepatic portal vein）主干横径约15 mm，长5~6 cm，是由肠系膜上静脉和脾静脉在胰颈后方（第1腰椎高度）汇合而成，经胰颈和下腔静脉之间上行，进入肝十二指肠韧带，行走于胆总管和肝固有动脉后方，下腔静脉前面，至肝门处分为左、右两支进入左、右两半肝，并反复分支，最终流入肝血窦。肝门静脉的血流量占肝总血流量的70%。肝血窦含有来自肝门静脉和肝动脉的血流，最终经肝静脉流入下腔静脉。

除肠系膜上静脉和脾静脉外，肝门静脉在进入肝之前还收纳胃左静脉、胃右静脉、胆囊静脉和附脐静脉。

脾静脉是肝门静脉最大属支，起自脾门处，经脾动脉下方、胰腺后方向右行进，与肠系膜上静脉汇合成肝门静脉，在汇合前收纳肠系膜下静脉。肠系膜上静脉收集的范围为肠系膜上动脉的供血区，在小肠系膜根部内行走于肠系膜上动脉的右侧，直径约为伴行动脉的3倍。胃左静脉在贲门处与奇静脉和半奇静脉的属支吻合。附奇静脉起自脐周静脉网，沿肝圆

— 171 —

韧带进入肝圆韧带沟，注入肝门静脉的左支（图 5-3-13，图 5-3-14）。

肝门静脉经第一肝门入肝，在肝门处分为左、右两支，在肝内的分支及走行见本章第一节。

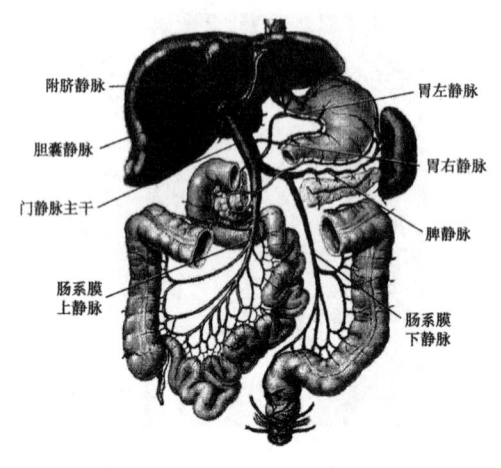

图 5-3-13　肝门静脉构成

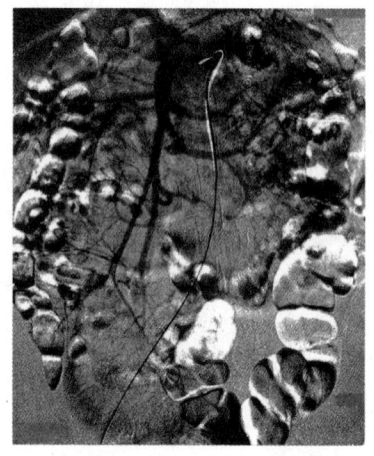

图 5-3-14　肝门静脉 DSA

第四节　轴位、矢状和冠状断层解剖分析

腹部主要实质性器官有肝、脾、胰、肾和肾上腺等。以它们的断层影像最为重要。

一、轴位断层解剖

（一）肝静脉与肝门静脉的识别

由于肝静脉及其属支逐渐向肝的膈面汇聚，故越接近肝的膈面，肝左、肝中间和肝右静脉则管径越粗。而肝门静脉自第一肝门处进入肝内，其分支越分越细，故越接近第一肝门处，肝门静脉管径越粗，越接近肝的上部，分支越细。肝静脉走行于相邻肝叶或肝段之间，肝门静脉分支则出现于肝叶和肝段内。肝静脉及其属支与肝门静脉的分支在肝内呈十字交叉走行。在靠近第一肝门横断层面上，肝静脉断面呈圆形，肝门静脉断面呈椭圆形；而靠近第二肝门横断层面上，肝静脉断面呈椭圆形或柳叶状，肝门静脉呈圆形。肝静脉及其属支较直，在横断层面上多"爪形"或椭圆形；而肝门静脉及其分支多呈弯曲状，故断面也常呈不规则形。肝静脉管壁薄，超声回声弱，而肝门静脉的管壁较厚，超声回声强。

（二）肝裂在横断层面上的识别

（1）正中裂。在肝的上部横断层上，相当于肝中间静脉与下腔静脉左前壁的连线，该线分开左内叶（SⅣ）与右前叶上段（SⅧ）；在肝的下部横断层面上，则相当于下腔静脉左前壁与胆囊窝中点的连线，该线分开左内叶（SⅣ）与右前叶下段（SⅤ）。

（2）左叶间裂。在肝的上部横断层上，相当于肝左静脉主干中点或左叶间静脉与下腔静脉左前壁的连线，或镰状韧带附着缘左侧约1 cm处，该线分开左内叶（SⅣ）与左外叶上段（SⅡ）；在肝的中部横断层面上，相当于肝门静脉左支矢状部长轴的延长线，该线分开左内叶（SⅣ）与左外叶上段（SⅡ）、左外叶下段（SⅢ）；在肝的下部横断层面上，则相当于肝圆韧带裂，该裂分开左内叶（SⅣ）与左外叶。

（3）左段间裂。仅在肝的上部横断层内出现，相当于肝左静脉长轴的延长线，该线分开左外叶上段（SⅡ）与左外叶下段（SⅢ）。

（4）右叶间裂。在肝的横断层上，相当于下腔静脉左前壁与肝右静脉的连线，该线分开上部层面的右后叶上段（SⅦ）与右前叶上段（SⅧ）和下部层面的右前叶下段（SⅤ）与右后叶下段（SⅥ）。

（5）右段间裂。以肝门静脉右支为标志，在肝门静脉右支出现及其以上的横断层面上，右半肝被分为右后叶上段（SⅦ）与右前叶上段（SⅧ）；而在此以下的横断层面上，则分开右前叶下段（SⅤ）与右后叶下段（SⅥ）。

（6）背裂。在肝的上部横断层面上，相当于肝左、肝中间静脉注入下腔静脉处与静脉韧带裂右端的连线；中部层面上相当于下腔静脉右前壁与静脉韧带裂右端所做的弧形线；下部层面上相当于下腔静脉右壁与肝门静脉中点的连线，可分开尾状叶（SⅠ）与其他相邻肝段。

（三）重要轴位断层

（1）经第二肝门横断层（经第10胸椎体）。该断层为胸腹联合断面，膈从脊柱两侧向外、向前延伸，膈包被之内为腹腔，膈之外围为胸腔。腹腔内右侧、中间部分被肝所占据，胃位于左侧部，显示的为胃底。肝在此

影像解剖与临床应用

层面积较大，左、右径较长。下腔静脉位于左、右半肝分界处的后缘，其直径约 20 mm。肝左、肝中间和肝右静脉腔大、壁薄，卵圆形，呈放射状排列，并汇入下腔静脉（多数情况见两支型），有时可见较细的右后缘支汇入。国人多数肝左静脉先与肝中间静脉合并，再汇入下腔静脉。此层面肝门静脉分支细小，难以辨认。下腔静脉左缘有肝的尾状叶，其左侧有静脉韧带裂。肝与膈间的间隙为肝上间隙，下腔静脉所在区域为肝裸区，肝左侧面与胃之间的间隙为左肝下前间隙。在肝左叶前方有心尖及心包的断面。在肝左叶后方，有膈的食管裂孔及食管。在食管后方、第 10 胸椎体左前方有胸主动脉，直径约 15 mm，在该动脉右侧、后方分别有奇静脉、半奇静脉。该层面周围部分有右肺中叶、下叶及左肺舌叶和下叶的断面。肋骨之间有肋间肌。断面前外侧壁为胸壁，依次为第 5~9 肋骨的断面。在第 7 肋软骨后内侧有胸骨体下端的断面（图 5-4-1）。

肝段的划分：在该断层上，可依据肝静脉走行进行肝段的划分。

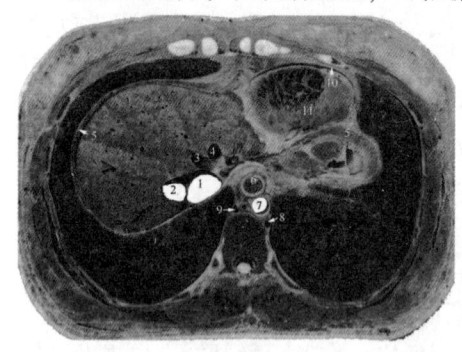

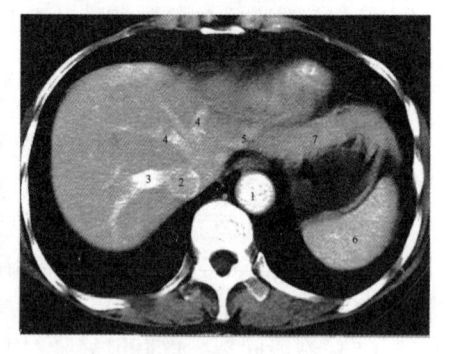

图 5-4-1　经第二肝门断层标本和 CT 增强

a. 标本（1. 下腔静脉；2. 肝右静脉；3. 肝中静脉；4. 肝左静脉；5. 膈肌；6. 食管；7. 主动脉；8. 半奇静脉；9. 奇静脉；10. 心包；11. 室间隔）；b. CT 增强（1. 主动脉；2. 下腔静脉；3. 肝右静脉；4. 肝中静脉；5. 肝左静脉；6. 脾；7. 胃）

（2）经贲门横断层（经第 10、11 胸椎间盘）。该层面膈仍分隔胸腔和腹腔。腹腔内右侧、中部及左侧大部分被肝所占据，左侧后部被胃体及贲门部充满，胃的外后方可出现半月形脾断面。下腔静脉位于肝下腔静脉沟中，其左侧有静脉韧带沟，肝镰状韧带连于肝前面与膈之间，小网膜从静脉韧带沟连于胃小弯侧。肝左、肝中间和肝右静脉及属支断面呈"爪"形，以下腔静脉为中心呈放射状排列，肝门静脉断面位于几条肝静脉之间，呈类圆形，壁厚。该断面是肝面积最大的断面，其左右径、前后径均最长。胃的断面位于左半部，在肝尾状叶左侧，胃断面向右突出的部分为贲门的断面，胃的前外侧出现的膜性结构为脾胃韧带。由于镰状韧带的出现，肝上间隙被分为右肝上间隙和左肝上间隙。肝脏面与胃之间的间隙为左肝下前间隙，小网膜后为左肝下后间隙（此处为网膜囊上隐窝），尾状叶暴露在此间隙内。膈周边为肋膈隐窝及残留左、右肺下缘。胸壁仍然由第5~10肋骨断面、肋间肌和第5~7肋软骨以及胸骨体下端断面所构成。胸主动脉位于椎间盘左前方。在胸主动脉右侧，椎间盘右前方的是奇静脉。胸主动脉与奇静脉之间有胸导管（图5-4-2）。

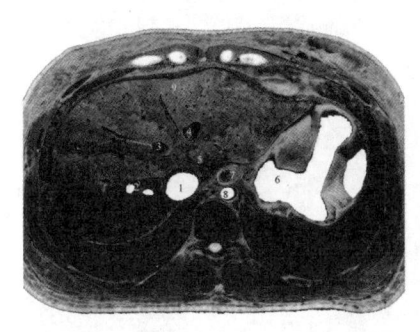

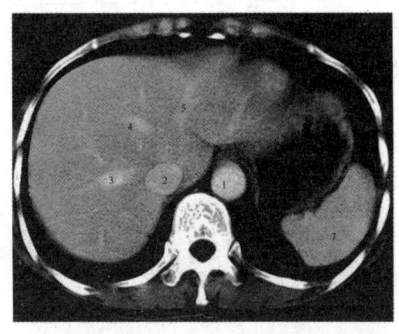

图5-4-2 经贲门横断层标本和CT增强

a. 标本［1. 下腔静脉；2. 肝右静脉；3. 肝中静脉；4. 肝左静脉；5. 静脉韧带沟；6. 胃；7. 食管（接贲门处）；8. 主动脉；9. 镰状韧带］；b.CT增强（1. 主动脉；2. 下腔静脉；3. 肝右静脉；4. 肝中静脉；5. 肝左静脉；6. 胃；7. 脾）

该断层肝段的划分：下腔静脉左缘与肝中间静脉连线为肝正中裂的位置，将肝分为左、右半肝。下腔静脉左侧与静脉韧带裂之间的部分为尾状叶（SI）。静脉韧带裂与肝镰状韧带的连线为肝左叶间裂，将左半肝分为左内叶（SIV）和左外叶。在右半肝内有肝右静脉，下腔静脉右缘与肝右静脉连线为右叶间裂，其右后部分为右后叶上段（SVII），其前部为右前叶上段（SVIII）。

（3）经门静脉左支矢状部横断层（经第11胸椎体）。此层面膈消失，仅存后部的膈脚。层面的右半侧为肝的断面，呈楔形；左半侧为胃的断面。脾可出现在胃前壁与左膈脚之间，呈半月形实质团块，凸面朝膈。下腔静脉仍位于肝下腔静脉沟内，静脉韧带裂位于下腔静脉左侧。从静脉韧带裂内连于胃小弯的膜性结构为小网膜。肝右后叶与膈脚之间有一白色条状断面，为右肾上腺上部断面。在下腔静脉正前方，与静脉韧带沟相续的沟，走向腹前壁，为肝圆韧带沟，其中可见肝门静脉左支矢状部及囊部，

— 175 —

管径较粗，约12 mm，壁厚。肝断面的中部及右部，有肝中间静脉、肝右静脉主干的断面，呈类圆形，基底部朝向下腔静脉。在二者之间及肝右静脉后方，尚可见门静脉右支分出的右前叶支、右后叶支断面，管腔不规则，壁较厚。胃的面积较大，与肝左叶、尾状叶相邻，胃贲门消失。由于小网膜的出现，左肝下间隙被分为左肝下前间隙（左半肝与胃前壁之间）和左肝下后间隙（小网膜及胃后壁后，即网膜囊）。双肺下缘的断面已消失。胸主动脉、奇静脉和胸导管断面位置同上一层面（图5-4-3）。胸廓由第6~11肋骨及第6、7肋软骨围成。在两侧第7肋软骨之间为剑突与胸骨体下端连接处。

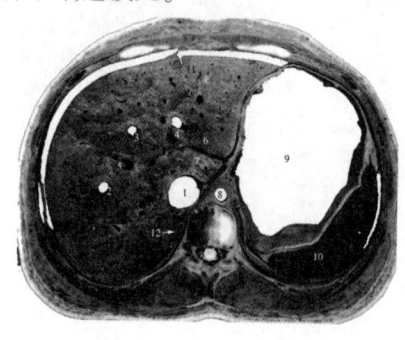

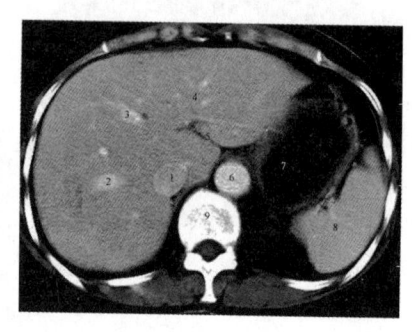

图5-4-3 经门静脉左支矢状部横断层标本和CT增强

a. 标本（1. 下腔静脉；2. 肝右静脉；3. 肝中静脉；4. 门静脉矢状部；5. 门静脉右前叶支；6. 静脉韧带沟及小网膜；7. 尾状叶；8. 主动脉；9. 胃；10. 脾；11. 镰状韧带；12. 右肾上腺）；b. CT增强（1. 下腔静脉；2. 肝右静脉；3. 肝中静脉；4. 门静脉矢状部；5. 静脉韧带沟及小网膜；6. 主动脉；7. 胃；8. 脾；9. 第11胸椎体）

此断层肝段的划分：下腔静脉的左缘与肝中间静脉的连线为肝正中裂。在下腔静脉的右侧有肝右静脉的主干断面，直径约10 mm。下腔静脉右缘与肝右静脉连线为右叶间裂，该裂将右半肝分为右前叶上段（SⅧ）（位于肝正中裂与右叶间裂之间）和右后叶上段（SⅦ）。下腔静脉左前方与静脉韧带裂之间的部分为肝的尾状叶。静脉韧带与左前方的肝门静脉左支矢状部连线为左叶间裂，将左半肝分为左内叶和左外叶。

（4）经肝门静脉左、右支的横断层（经第11胸椎椎体下份）。肝的断面占该层面的右半侧，胃和脾的层面占左半侧。在肝右后叶与膈脚之间有一长的窄条状断面，为右肾上腺，面积较上一平面增大。下腔静脉位于第12胸椎体与肝的尾状叶之间。肝的断面内出现肝门横沟、胆囊颈、肝圆韧带沟及静脉韧带沟。肝门横沟位于尾状叶之前。沟内有肝门静脉主干及左支和右支,左支走向肝圆韧带裂内,右支向右进入肝右叶。有时见肝门静脉左、右支构成向前外侧开放的"U"形结构。位于肝圆韧带沟内的门静脉为左支矢状部。在第一肝门前方,有肝中间静脉的断面,其管径约为6 mm。在右半肝内,门静脉右支后方有肝右静脉的断面,管径约为8mm。下腔静脉右缘与肝右静脉连线为右叶间裂,该裂将右半肝分为右前叶上段(SⅧ)和右后叶上段(SⅦ)。左外叶与胃壁相邻,胃呈弯月形,小网膜仍存在。脾断面位于膈和胃后壁之间,较上一层面的面积增大,呈半月形,可见脾切迹。在左膈脚外侧,脾后缘的前面,可见脂肪组织内有左肾上腺剖面,呈"Y"形或"V"形,开口向后。由于镰状韧带和小网膜仍然存在,肝周间隙分布基本同上一层面。胸主动脉、奇静脉位置与上一层面类同,胸主动脉前方为左、右膈脚。胸廓由肋骨、肋软骨及肋间肌构成,在胸廓前部有第7、8肋软骨断面。在两侧第8肋软骨之间有腹直肌及白线(图5-4-4)。

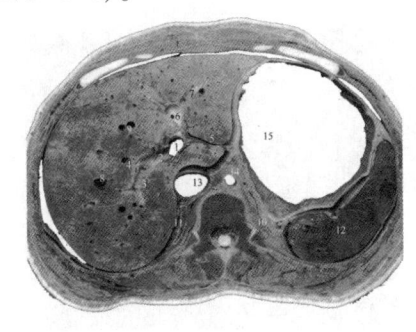

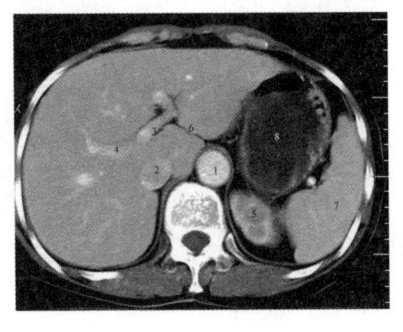

图5-4-4 经门静脉左右支横断层标本和CT增强

a. 标本(1. 门静脉主干;2. 门静脉右支;3. 门静脉右后叶支;4. 门静脉右前叶支;5. 静脉韧带沟及小网膜;6. 门静脉矢状部;7. 门静脉左外叶支;8. 肝右静脉;9. 肝中静脉;10. 左肾上腺;11. 右肾上腺;12. 脾;13. 下腔静脉;14. 主动脉;15. 胃);b. CT增强(1. 主动脉;2. 下腔静脉;3. 门静脉左支横部;4. 门静脉右支;5. 左肾上部;6. 静脉韧带沟及小网膜;7. 脾;8. 胃)

此断面肝段的划分:下腔静脉左缘与肝中间静脉连线构成了肝的正中裂,把肝分为左、右半肝。在左半肝内,下腔静脉和静脉韧带裂之间有箭头状的肝组织为尾状叶左侧段。静脉韧带裂和肝门静脉左支矢状部连线为左叶间裂,将左半肝分为左内叶和左外叶。

(5)经幽门断层(经第1腰椎体上份)。该断层同时出现胃窦、幽门、十二指肠降部、胰、胆囊底和双肾上部。在第 1 腰椎体与横突之间有腰大肌出现，其断面呈类圆形，横突外侧有腰方肌出现，其断面扁阔。双肾上部分别位于脊柱两侧（有时出现左肾肾门上部），双肾上腺消失。下腔静脉位于脊柱右前方，腹主动脉位于脊柱左前方。肝的断面位于层面的右侧，右肾前方。胆囊底的断面位于肝脏面，呈类圆形，接近右肋弓，左邻幽门或十二指肠球部。幽门为胃窦部向右变窄的部分，从左往右扩大的消化管为十二指肠球部。十二指肠降部紧贴右肾肾门前面（在尾状突不过长的情况下），十二指肠左侧实质团块为胰，通常横过下腔静脉、腹主动脉及左肾前面，指向脾门。在下腔静脉前方，可寻找到肝门静脉，直径约 8 mm，紧贴胰头后面。在腹主动脉前面，可寻找到肠系膜上动脉。在十二指肠降部左壁和肝门静脉之间可寻找到胆总管，直径不足 3 mm。在胰体后缘，可见多个圆形或梭形血管断面，为脾动脉切面，有时可见较粗的较长的脾静脉切面。胃后壁后的间隙为网膜囊（左肝下后间隙），肝右叶与右肾间的间隙为右肝下间隙（图 5-4-5）。

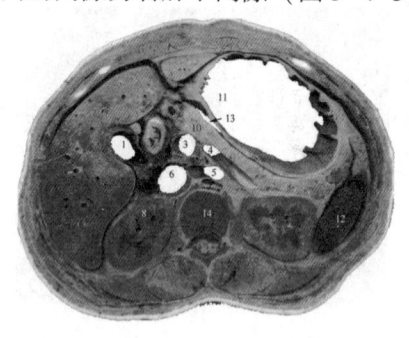

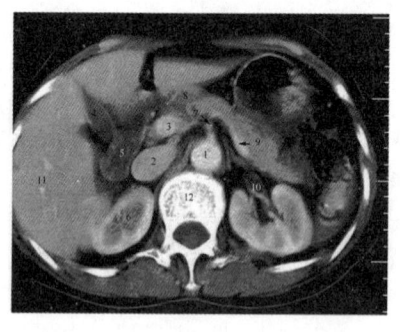

图 5-4-5 经幽门横断层标本和 CT 增强

a. 标本（1. 胆囊；2. 十二指肠上部；3. 门静脉主干；4. 脾静脉；5. 左肾静脉；6. 下腔静脉；7. 主动脉；8. 右肾上部；9. 幽门；10. 胰体；11. 胃；12. 脾；13. 网膜囊；14. 第 1 腰椎体）；b. CT 增强（1. 主动脉；2. 下腔静脉；3. 门静脉；4. 胆囊；5. 十二指肠上部；6. 右肾上部；7. 腹腔干；8. 胰；9. 脾静脉；10. 左肾静脉；11. 肝右叶；12. 第 1 腰椎体）

此层面肝段的划分：胆囊底中份左侧为左半肝，右侧为右半肝，为右前叶和右后叶的下段即 SV 和 SⅥ。

（6）经胰头钩突断层（经第 1 腰椎体下份）。椎体与横突之间有增厚的腰大肌断面。腹主动脉和下腔静脉位于脊柱前方。双肾上部位置较固定，位于脊柱和腰大肌两侧，右肾中央空腔为肾大盏，肾的周围有肾筋膜和脂肪囊。右肾前外侧仍可见肝右叶下部，胆囊消失。右肾前方肠管为十二指肠降部（有时二者间隔肝尾状突），后者左侧的实质团块为胰头。紧贴左肾前内侧肠管为十二指肠升部。有时胰尾和胰头不连续（波浪胰）。位于左肾外侧为脾下部的断面，呈新月形，其外侧贴紧腹壁。在腹主动脉和胰之间可寻找到肠系膜上动脉（左）和肠系膜上静脉（右），二者所对应的胰为胰颈，伸入到肠系膜上动脉后方的胰实质为钩突，正常钩突不应向左越过肠系膜上动脉。此断面或稍上，可见脾静脉与肠系膜上静脉汇合影像。该层面肝右叶内有肝右静脉，肝右静脉与下腔静脉右缘之间的连线，将肝分为右前叶下段（SV）和右后叶下段（SⅥ）。腹前部有白线、腹直肌、腹外斜肌、腹内斜肌与腹横肌的断面（图5-4-6）。

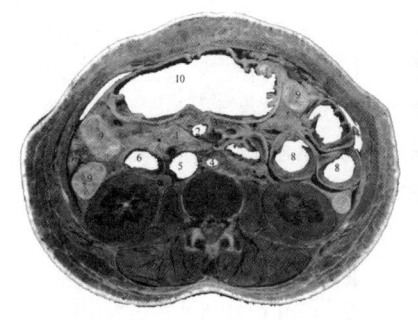

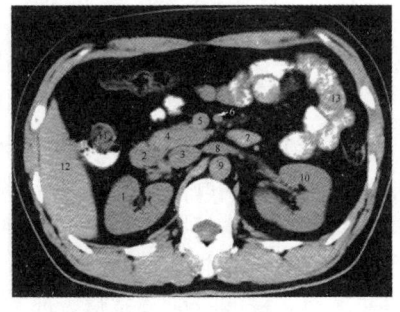

图 5-4-6　经胰头钩突横断层标本和 CT 增强

a. 标本（1. 胰头及钩突；2. 肠系膜上静脉；3. 肠系膜上动脉；4. 主动脉；5. 下腔静脉；6. 十二指肠降部；7. 左输尿管；8. 结肠左曲；9. 回肠；10. 胃）；b. CT 增强（1. 右肾肾门处；2. 十二指肠降部；3. 下腔静脉；4. 胰头钩突；5. 肠系膜上静脉；6. 肠系膜上动脉；7. 胰体；8. 左肾静脉；9. 主动脉；10. 左肾；11. 升结肠；12. 肝；13. 空肠）

（7）经十二指肠水平部上份横断层（经第2、3腰椎间盘）。该断层经过双肾下部，肾门基本消失，胰消失。十二指肠水平部位于腹部大血管与肠系膜上动、静脉之间横过。肝实质变小，位于右肾前外侧。在腰大肌中部外缘与肾的前内缘相近处，有输尿管断面。升、降结肠均出现，升结肠定位于右肾前面，降结肠紧贴左侧腹外侧壁。胃、横结肠断面同时可见，靠近腹前壁，腔面大。空肠断面较多，位于左肾和横结肠断面之间，不恒定（图5-4-7）。

影像解剖与临床应用

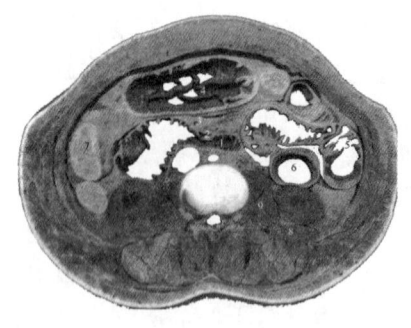

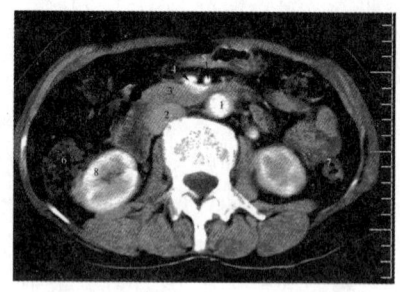

　　　　　a　　　　　　　　　　　　　　　b

图 5-4-7　经十二指肠水平部横断层标本和 CT 增强

　　a. 标本（1. 十二指肠水平部；2. 肠系膜上动脉；3. 肠系膜上静脉；4. 胃；5. 空肠；6. 降结肠；7. 回肠；8. 腰方肌；9. 腰大肌）；b. CT 增强（1. 主动脉；2. 下腔静脉；3. 十二指肠水平部；4. 肠系膜上静脉；5. 肠系膜上动脉；6. 升结肠；7. 降结肠；8. 右肾）

　　（8）经肠系膜下动脉起始处横断层（经第 3 腰椎下部）。椎间盘前方有腹主动脉和下腔静脉。在腹主动脉的左侧有肠系膜下动脉断面。在下腔静脉的右后方有腰淋巴结，在下腔静脉和腹主动脉的前方有肠系膜，其内有空肠动、静脉和肠系膜淋巴结等。空、回肠和结肠各部的排列关系类同于上一平面。椎间盘两侧有腰大肌，该肌后内侧有第 3 腰神经。腰大肌前外侧有输尿管的断面。两侧腹壁由腹外斜肌、腹内斜肌及腹横肌构成，腹前壁由腹直肌和腹白线构成（图 5-4-8）。

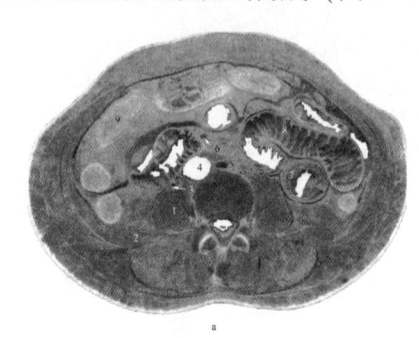

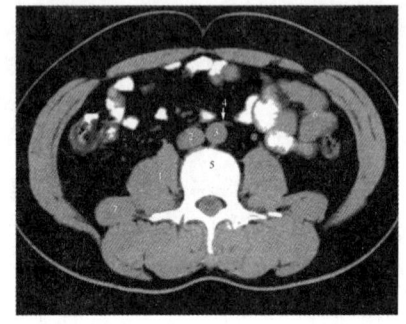

　　　　　a　　　　　　　　　　　　　　　b

图 5-4-8　经肠系膜下动脉根部横断层标本和 CT 增强

　　a. 标本（1. 腰大肌；2. 腰方肌；3. 右输尿管腹部；4. 下腔静脉；5. 主动脉；6. 小肠系膜；7. 降结肠；8. 横结肠；9. 回肠）；b. CT 增强（1. 腰大肌；2. 下腔静脉；3. 主动脉；4. 肠系膜下动脉根部；5. 第 3 腰椎体下部；6. 小肠；7. 腰方肌）

二、冠状断层解剖

腹部冠状层面由前向后共选 4 个层面，均为前面观。

（一）经肝门静脉左支矢状部的冠状断层

膈下面为肝和胃的断面。肝断面占据右上腹大部。中部有肝圆韧带裂，肝下缘右侧有胆囊的断面。肝圆韧带裂上端有肝门静脉左支矢状部的断面，该断面上方有一粗大血管断面为肝左静脉。胆囊切迹中点与肝中间静脉的连线为肝正中裂，分隔左、右半肝及左内叶和右前叶。肝圆韧带裂与肝左静脉的连线为左叶间裂，分隔左外叶和左内叶。肝门静脉左支矢状部的右侧有肝中间静脉断面。

肝左下方是胃断面，自左至右横行于腹上部。左侧为胃底、胃体，右侧是幽门部，其下方为横结肠。左、右髂窝处分别有乙状结肠和升结肠。该断面中部均为空肠和回肠的断面。腹壁有第 8~10 肋骨的断面及腹外斜肌、腹内斜肌和腹横肌（图 5-4-9）。

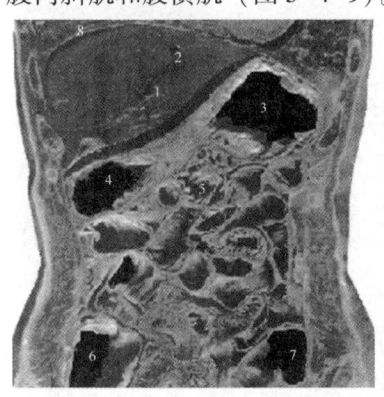

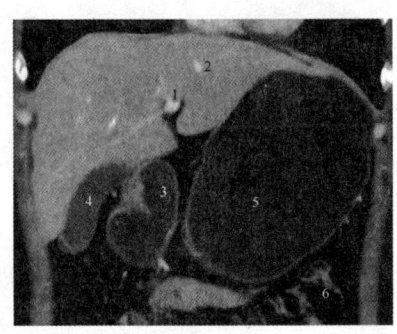

图 5-4-9 经肝门静脉左支矢状部的冠状断层标本和 CT 图像

a. 标本（1. 肝门静脉左支矢状部；2. 肝左静脉；3. 胃底；4. 胃窦部；5. 空肠；6. 盲肠；7. 乙状结肠；8. 右膈顶）；b.CT 图像（1. 肝门静脉左支矢状部；2. 肝左静脉；3. 十二指肠球管；4. 胆囊；5. 胃体部；6. 空肠）

（二）经胰的冠状断层

膈下右侧大部分为肝的断面。肝下缘右侧有胆囊的断面。胆囊的左侧有肝圆韧带裂及肝门静脉左支矢状部的断面,在肝门静脉左支矢状部上方左侧有肝左静脉的断面,右侧有肝中静脉的断面。胆囊切迹中点与肝中静脉的连线为肝正中裂,分隔左、右半肝及右前叶和左内叶。肝圆韧带裂与肝左静脉的连线为左叶间裂,将左半肝分为左内叶和左外叶。膈下方的左侧为胃体的断面所占据,胃黏膜向腔内突出呈灰白绿色。胆囊下方为幽门窦,黏膜平滑。

胰体、胰颈和胰头的断面位于胃体与幽门窦之间,在胰颈下方有肠系膜上静脉及其左侧的肠系膜上动脉,该动脉左下方可见粗大的腹主动脉。腹主动脉与肠系膜上动脉之间夹持的是十二指肠水平部。幽门窦及胃体下方有横结肠的断面。右髂窝内有升结肠断面,左侧部有降结肠和乙状结肠的断面。其余均为小肠的断面。

腹壁由第8~10肋骨的断面及腹外斜肌、腹内斜肌及腹横肌的断面构成。腰大肌外侧为髂肌,自外上向内下走行,与腰大肌汇合构成髂腰肌。髂肌外侧为髂嵴的断面(图5-4-10)。

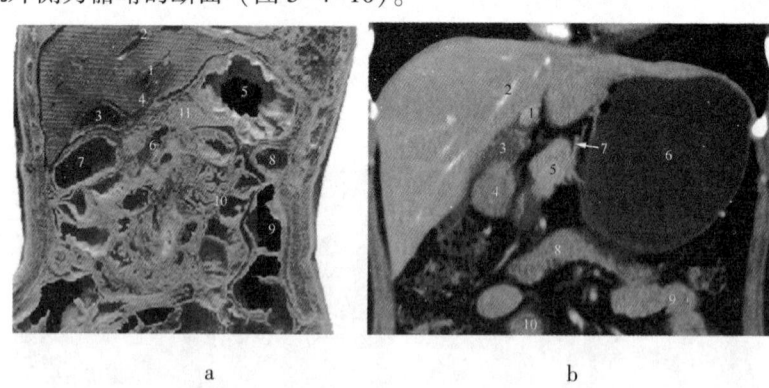

图5-4-10 经胰的冠状断层标本和CT图像

a. 标本(1. 肝门静脉;2. 肝右静脉;3. 胆囊;4. 肝十二指肠韧带;5. 胃底;6. 肠系膜上静脉;7. 十二指肠上部;8. 结肠左曲;9. 降结肠;10. 空肠;11. 胰);b. CT图像(1. 肝门静脉左支矢状部;2. 肝右静脉;3. 胆囊;4. 十二指肠上部;5. 胰;6. 胃体;7. 肠系膜上动脉;8. 十二指肠;9. 空肠;10. 空肠)

(三)经腹主动脉和下腔静脉的冠状断层

断面上方两侧为膈,中间有向下突入的膈脚,膈脚上方可见食管的断面,下方见腹主动脉和下腔静脉的断面。膈脚右侧为肝的断面。肝左侧缘有腔静脉窝,内有下腔静脉穿行,位于腹主动脉的右侧,直径约20 mm,

上端右侧有肝右静脉汇入。肝的中央近下缘处有肝门静脉右支的断面，其下方有胆囊的断面。

肝下方右侧有一大的圆形空腔，周围环绕厚层平滑肌，为幽门管的断面，其内侧与胆囊之间有一不规则的肠管断面为十二指肠球部。其内下方与下腔静脉之间有胰头的断面。幽门管下方有横结肠及回肠。右髂窝有盲肠的断面，内下方有髂腰肌。

膈脚的左侧有胰体、胃底和脾的断面。胰体紧邻膈脚，略呈三角形，近三角形的右边处，自上而下有腹腔干和肠系膜上动脉。膈脚下方、腹主动脉断面上端右侧有右肾动脉，经下腔静脉后方达右肾。与右肾动脉同一水平，腹主动脉左侧与胰体之间有左肾静脉，该静脉的上方，胰的断面内，肠系膜上动脉下方有一圆形的血管断面为脾动脉，其下方有脾静脉与其伴行。

脾下方有结肠左曲及降结肠的断面。脾与腹主动脉之间有空肠的断面。腹主动脉下方有第4腰椎椎体及其上、下方的椎间盘。腰椎两侧有腰大肌。第4、5腰椎之间的椎间盘下方的两侧有左、右髂总动脉（位于前方）和髂总静脉（位于后方）的断面（图5-4-11）。

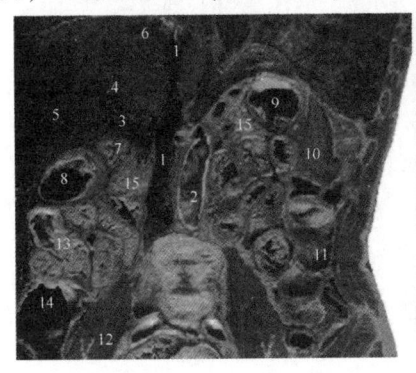

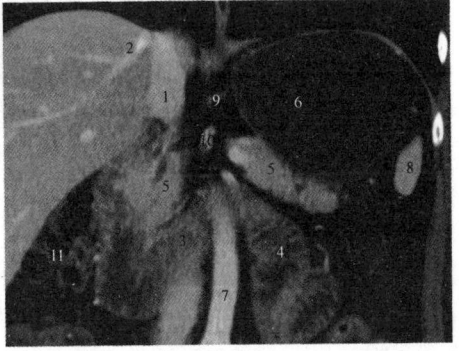

图5-4-11 经下腔静脉冠状断层标本和CT图像

a. 标本（1. 下腔静脉；2. 主动脉；3. 门静脉主干；4. 门静脉左支；5. 肝右前叶；6. 肝右静脉；7. 十二指肠上部；8. 结肠左曲；9. 胃底部；10. 脾；11. 降结肠；12. 腰大肌；13. 升结肠；14. 盲肠；15. 胰）；b. CT图像（1. 下腔静脉；2. 肝右静脉；3. 十二指肠；4. 空肠；5. 胰体；6. 胃；7. 主动脉；8. 脾；9. 腹腔干；10. 肠系膜上动脉；11. 结肠右曲）

（四）经双肾门的冠状断层

层面分为中间的脊柱区和两侧的肾区。肾区：右侧膈下肝的右后叶仅剩一小部分。肝的内下方为右肾的冠状断面,肾皮质和肾髓质的界线分明。右肾内上方有三角形的右肾上腺断面,右肾下方有三角形的脂肪垫承托,肾门内侧有腰大肌和腰方肌向外下斜行。左肾紧贴膈下,呈卵圆形,肾皮质和肾髓质界线分明。肾窦内有肾血管、肾盂及脂肪。肾门朝向内上方,与腰大肌和腰方肌相近。左肾上端紧邻膈,下端邻小肠断面,外侧邻膈和腹壁(图5-4-12),内下部邻长条形的左肾上腺断面。

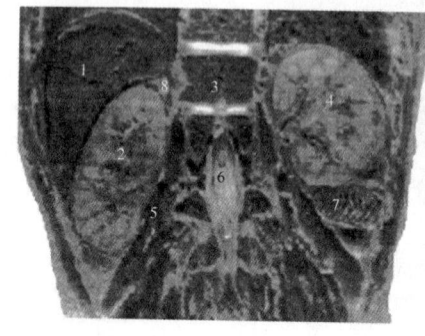

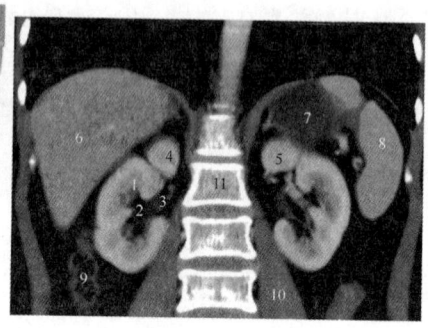

图 5-4-12 经双肾前份的冠状断层标本和经双肾门 CT 增强图像

a. 标本(1. 肝右后叶;2. 右肾;3. 第1腰椎体;4. 左肾;5. 右腰大肌;6. 椎管;7. 结肠左曲;8. 右肾上腺);b. CT 增强图像(1. 右肾;2. 肾窦;3. 右肾静脉;4. 右肾上腺;5. 左肾上腺;6. 肝右后叶;7. 胃底;8. 脾;9. 升结肠;10. 左腰大肌;11. 第1腰椎体)

三、矢状断层解剖

腹部以正中矢状层面为标准平面,自左向右选取 6 个层面介绍,均为左侧面观。

(一)经左肾门的矢状断层

膈下后部有脾的断面,其面积很小。脾断面的下方有左肾和左肾上腺的断面。肾断面前缘有肾门,内有肾动、静脉通过。肾门向后凹陷为肾窦,内有脂肪组织和血管。肾周围有脂肪囊。肾的后方紧贴腰方肌,下方有腰大肌。肾门前方与胃后壁之间有胰体的断面,略呈三角形,底在下方,尖向后上。在胰断面的后上部有脾动、静脉的横切面,脾动脉直径较小,脾静脉位于脾动脉的前下方,管径较粗大。胰体的下方有空肠和腰大肌的断面,肠腔内有高而密的黏膜皱襞。肝左叶位于最前方,紧贴膈下面，有冠状韧带与膈中心腱相连。肝的断面中央有肝左静脉，该静脉将肝分为左外叶上段（SⅡ）和左外叶下段（SⅢ）。

胃的断面位于肝与脾、胰断面之间，呈长方形。胃大弯下方有横结肠和大网膜的断面，横结肠下方有空肠断面，后方有肠系膜的断面，内有肠系膜血管和淋巴结断面。大网膜断面紧贴腹前壁后面，覆盖在肠管前方。

腰大肌断面较宽，其后方为竖脊肌。左肾断面后方有第11~12肋骨的断面。腹前壁上部有第7~8肋软骨断面，下部有左侧腹直肌的断面（图5-4-13）。

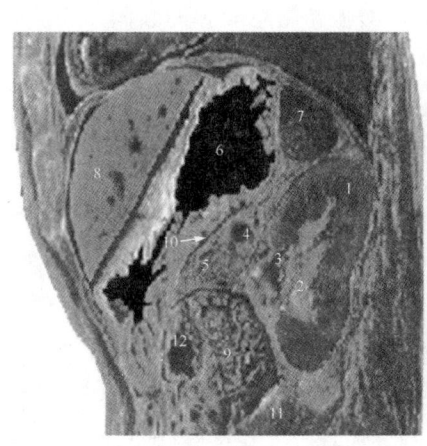

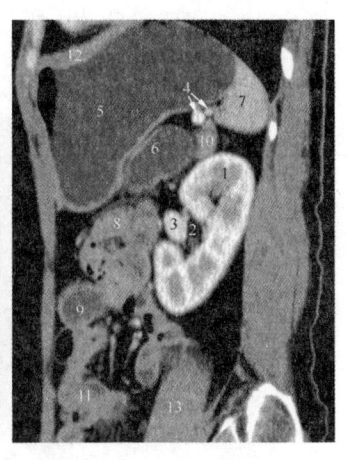

图5-4-13 经左肾门的矢状断层标本和CT增强图像

a. 标本（1. 左肾皮质；2. 左肾窦；3. 左肾盂；4. 脾静脉；5. 胰；6. 胃；7. 脾；8. 肝左外叶；9. 结肠左曲；10. 网膜囊；11. 腰大肌；12. 横结肠）；b. CT增强图像（1. 左肾；2. 左肾窦；3. 左肾静脉；4. 脾动、静脉；5. 胃；6. 结肠左曲；7. 脾；8. 空肠；9. 横结肠；10. 左肾上腺；11. 空肠；12. 胰尾；13. 腰大肌）

（二）经食管腹段的矢状断层

膈下前部有肝左叶的矢状断面，面积较大。肝断面中部有肝左静脉，为肝段的分界线。其上方为左外叶上段（SⅡ），内有左外叶上段静脉；下方为左外叶下段（SⅢ），内有左外叶下段静脉。肝断面前方有第7肋软骨及腹直肌；后上方有食管腹段的断面；后下方有胰体的断面，略呈圆形。胰体断面的后上部有脾动脉和脾静脉的断面。脾动脉位于脾静脉的上方，脾静脉管径较大。脾静脉后方有左肾动脉和左肾静脉的断面。肾动脉位于肾静脉上方偏后，直径较小；肾静脉位于肾动脉下方，直径较大。肾静脉后方有粗大的第 2 腰静脉，由前向后经过第 2 腰椎椎体的两个断面之间。食管腹段后方有膈脚及腹主动脉的断面。第 3 腰椎椎体前方也有一段腹主动脉的断面。腹主动脉前方、胰体下方有十二指肠水平部的横断面。肝断面下方、十二指肠水平部前方有幽门窦的横断面。十二指肠水平部下方、腹主动脉断面前方，有肠系膜及血管的断面。在肠系膜前方，幽门窦的下方、腹前壁后方有横结肠及大网膜断面。横结肠下方有空肠的断面。

层面后部有第 1~5 腰椎椎体及腰椎间盘的断面。在腰椎椎体前方可见腰动脉。在第 5 腰椎椎体前方有髂总动脉和髂总静脉的断面。在腰椎椎体后方有腰椎横突的断面，最后方有宽厚的竖脊肌（图 5-4-14）。

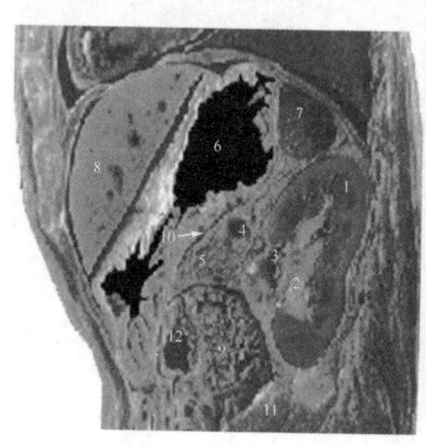

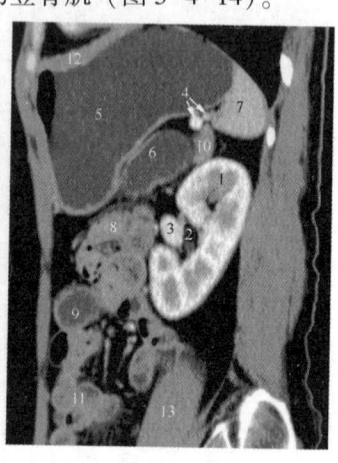

图 5-4-14 经食管腹段矢状断层标本和 CT 增强图像

a. 标本（1. 主动脉；2. 食管；3. 肝左叶；4. 肝左静脉；5. 胰体；6. 脾静脉；7. 左肾静脉；8. 胃右静脉；9. 胃窦；10. 横结肠）；b. CT 增强图像（1. 肝左叶；2. 肝尾状叶；3. 主动脉；4. 胃；5. 胰；6. 小网膜；7. 左肾静脉；8. 脾静脉；9. 肠系膜上动静脉；10. 肠系膜下血管；11. 横结肠）

（三）经腹部正中矢状断层

此层面最大特点是十二指肠水平部紧贴第 3 腰椎前方通过。膈下方的空间大部分被肝的断面所占据，肝的断面呈楔形，上宽下窄，肝断面上部有粗大的肝左静脉的断面，管径为 8 mm，该静脉后上方有左后缘静脉，肝左外叶下方有胰的断面，在胰断面上方有门静脉及肝总动脉的断面。肝下方有幽门管的断面。幽门管的下方有胃网膜右动、静脉和横结肠的断面。横结肠和幽门管的后方有肠系膜的断面，内有肠系膜上动、静脉的断面，静脉比较粗大。肠系膜上动脉在胰的后方起自腹主动脉，越过十二指肠水平部的前方，在肠系膜上静脉的后方下行。

第3腰椎体前方有十二指肠水平部的断面，其前有肠系膜上动脉和幽门管（图5-4-15）。

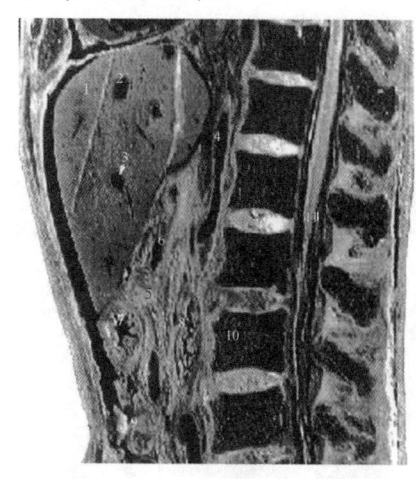

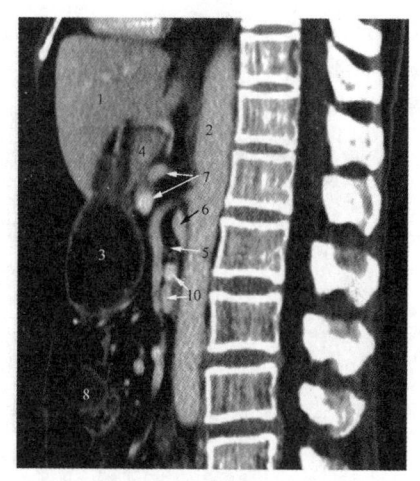

a b

图5-4-15 经腹部正中矢状断层标本和CT增强图像

a. 标本（1. 肝；2. 肝中静脉；3. 肝门静脉左支；4. 主动脉；5. 胰体；6. 门静脉；7. 胃幽门管；8. 十二指肠水平部；9. 空肠；10. 第3腰椎体；11. 脊髓圆锥）；b. CT增强图像（1. 肝；2. 主动脉；3. 胃窦；4. 胰；5. 十二指肠水平部；6. 左肾静脉；7. 脾动静脉；8. 横结肠；9. 肠系膜上动脉；10. 小肠系膜血管）

（四）经下腔静脉和肝门静脉左支矢状部的矢状断层

此层面最大特点是下腔静脉前方见门静脉主干。膈下大部分为肝的断面，下腔静脉断面位于肝断面后方，管径约15 mm，在第4腰椎体下缘，由左、右髂总静脉汇合而成，沿第1～5腰椎椎体右前方上升，呈弧形注入右心房。肝断面后上部有肝中静脉汇入下腔静脉，其管径约10 mm。下部有肝门静脉左支矢状部，其后上端有左外叶上段静脉发出；前下端有左外叶下段静脉发出。肝中间静脉起始部与肝门静脉左支矢状部连线并延长，该线为左叶间裂，其前方为左内叶（SⅣ），后上部为尾状叶（SⅠ）的左侧段，前下部为左外叶下段（SⅢ）。

在第1腰椎体前方、肝门下方有肝门静脉主干的断面，管径约10 mm，其前方上部有肝总管的断面，下部有肝固有动脉的断面。在第2腰椎体前缘，下腔静脉后方有右肾动脉的断面。

第2腰椎体前方，肝门静脉断面下方，有胰头的断面。胰头下部与幽门管之间有胰十二指肠下动、静脉的横断面。第3腰椎体及下腔静脉前方、胰头下方有十二指肠水平部的断面。横结肠的断面一般位于幽门管下方贴腹前壁。第5腰椎椎体前方有右髂总动脉和右髂总静脉的断面。在十二指肠水平部的下方，下腔静脉的前方，横结肠的后方有肠系膜的断面，内有肠系膜血管（图5-4-16）。

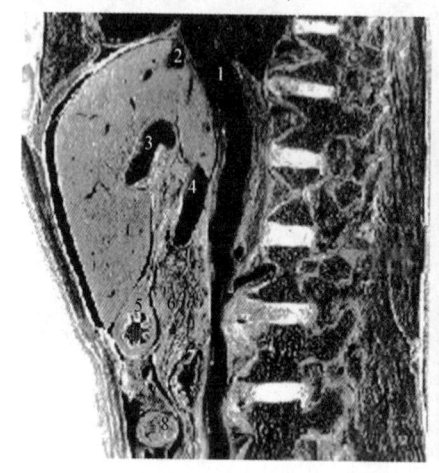

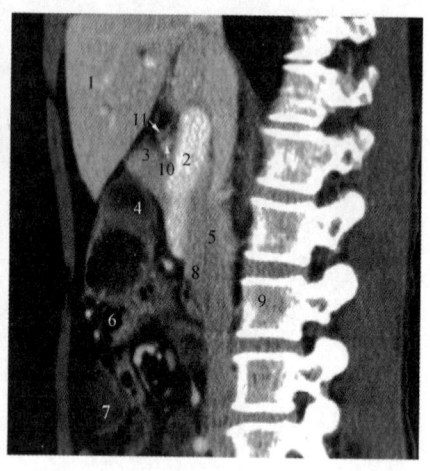

图5-4-16 经下腔静脉矢状断层标本和CT增强图像

a. 标本（1. 下腔静脉；2. 肝中静脉；3. 肝门静脉左支矢状部；4. 肝门静脉；5. 胃幽门管；6. 胰；7. 十二指肠水平部；8. 空肠）；b. CT增强图像（1. 肝；2. 门静脉主干；3. 胰；4. 十二指肠上部及降部；5. 下腔静脉；6. 空肠；7. 横结肠；8. 钩突；9. 第3腰椎体；10. 肝固有动脉；11. 胆总管）

（五）经胰头和右肾上端内侧份的矢状断层

此层面最大特点是胰位于胆囊、十二指肠和右肾之间。膈下空间全部被肝的断面所占据，肝断面上缘偏右有肝右静脉，管径约8 mm，其右后方有右后缘支。在肝门处有肝门静脉主干的断面，管径约15 mm。肝门静脉下方有肝固有动脉和胆总管的断面。肝门静脉主干前上方有肝中间静脉的断面，管径较粗，直径约8 mm。肝中间静脉是肝正中裂的主要标志。肝右静脉的断面是右叶间裂的主要标志（图5-4-17）。

肝门下方有十二指肠上部断面，后方有胰头。胰头前方、十二指肠后方有肝固有动脉和胆总管的断面。肝右后叶下方有右肾上部和右肾上腺的断面。右肾上腺断面位于右肾与右肝断面之间，呈长条形。右肾的前下方有相互伴行的右肾动、静脉，部分人存在副肾动、静脉。右肾的上、下极有脂肪囊，右肾下方有腰大肌的断面，面积较大，其前方有十二指肠降部、横结肠及肠系膜的断面。在横结肠与腹前壁之间有自幽门下垂的大网膜断面。

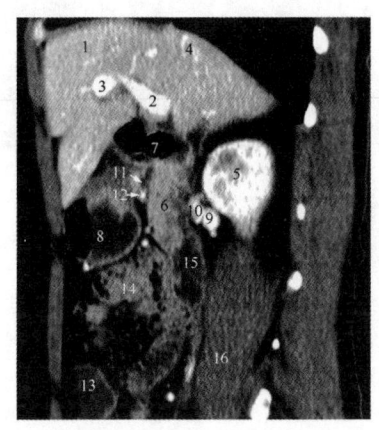

图5-4-17 经右肾上部、胰头矢状层面CT成像（增强）图

1. 肝；2. 门静脉主干及右支；3. 门静脉右前叶支；4. 肝右静脉；5. 右肾上部；6. 胰头；7. 胆囊；8. 十二指肠上部；9. 右肾动脉；10. 右肾静脉；11. 胆总管；12. 胰十二指肠动脉；13. 横结肠；14. 空肠；15. 十二指肠降部；16. 腰大肌

（六）经胆囊和右肾中份的矢状断层

此层面最大特点是十二指肠降部位于右肾前面。

肝断面占据膈下空间，肝门处有肝门静脉右支其及分出的后叶支，后者斜行向后上方（血管腔不规则，腔外有被膜），右支前方有肝门静脉右前叶上、下段支。在肝的上部，可见肝右后上缘静脉和肝右静脉，肝门静脉右后叶支下方有呈圆形的肝右后静脉（标本图较粗）。肝门的前下方有胆囊的断面。胆囊的后方、右肾前方有十二指肠降部断面。右肾断面位于腰方肌前方，面积最大。肾上端与肝之间有右肾上腺断面。

在腰大肌断面中部前方有阑尾的断面，直径约4 mm，为小而圆，壁较厚的管状。腰大肌前方与腹前壁之间有横结肠、回肠及肠系膜的断面。横结肠位于十二指肠降部前下方（图5-4-18）。

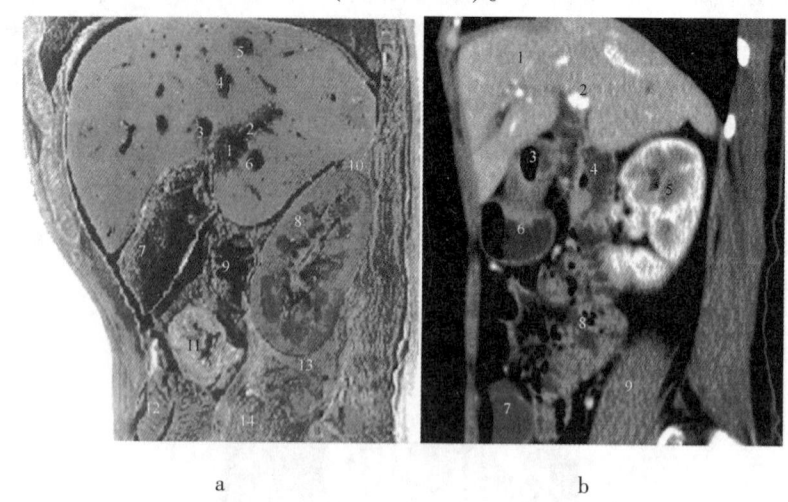

图 5-4-18 经右肾、十二指肠降部矢状层面标本和 CT 增强图像

a. 标本（1. 肝门静脉右支；2. 肝门静脉右后叶支；3. 肝门静脉右前下段支；4. 肝右静脉；5. 肝右后上缘静脉；6. 肝右后静脉；7. 胆囊；8. 右肾；9. 十二指肠降部；10. 右肾上腺；11. 横结肠；12. 空肠；13. 肾脂肪囊；14. 腰大肌）；b. CT 增强图像（1. 肝；2. 肝门静脉右支；3. 胆囊；4. 十二指肠；5. 右肾；6. 横结肠；7. 升结肠；8. 空肠；9. 腰大肌）

第五节 腹部影像临床应用与分析

一、门脉高压的临床分析

门脉高压患者常出现胃底-食管静脉曲张及呕血、脐周静脉曲张及"海蛇头"样改变、痔疮及便血、腹膜后静脉丛出血以及脾肿大和腹水等症状，为什么会出现上述症状，这与解剖学有关。如患者之所以会出现胃底-食管静脉曲张及呕血，是因为肝门静脉有一属支为胃左静脉，胃左静脉收集食管下端的静脉血液回流，而食管壁内的静脉形成食管静脉丛，向上经奇静脉系统回流入上腔静脉系，向下经胃左静脉回流入肝门静脉系，由于门脉压增高，血液倒流，肝门静脉的血液经胃左静脉、食管静脉丛和

奇静脉系统回流入上腔静脉系，此时由于食管静脉丛血流量增多而曲张，容易破裂导致大出血。产生痔疮及便血的症状是由于门脉压高压后，肝门静脉的血液经肠系膜下静脉、直肠上静脉、直肠静脉丛及直肠下静脉回流入下腔静脉系，此时由于直肠静脉丛血流量增多而曲张形成痔疮，破裂常可导致便血。产生脐周静脉曲张的症状是由于门脉压高压后，肝门静脉的血液经附脐静脉、脐周静脉网，再通过胸腹壁的静脉，向上注入上腔静脉系，向下注入下腔静脉系。还有脾肿大、腹水等症状均是由于肝门静脉血液回流受阻造成的。门脉高压出现的并发症不包括下肢静脉曲张，因为下肢曲张的静脉（大隐静脉），经股静脉，回流至下腔静脉系，与肝门静脉没有关系，门脉高压不会引起下肢静脉曲张。门脉高压最主要的并发症是上消化道大出血，这是手术治疗的主要目的，门-体静脉分流术是通过门静脉与体静脉的吻合，将高压的门静脉系的血流直接分流到腔静脉系去，以减少门静脉血流量，降低门静脉的压力。

二、腹股沟疝及其鞘膜积液的鉴别与分析

腹股沟疝的诊断及其分型与解剖学有密切的关系。腹腔内容物从腹股沟管的腹环突出，进入腹股沟管，然后再从皮下环突入到阴囊，这种类型的疝称腹股沟斜疝。另外一种类型是腹腔内容物突入到由腹壁下动脉、腹直肌外侧缘和腹股沟韧带围成的三角内，这种类型的疝称腹股沟直疝。在查体时，鉴别腹股沟斜疝与直疝最有意义的是还纳疝块、压住腹环及增加腹压，检查疝块是否突出，这是因为腹股沟斜疝是从腹环突出，如果压住腹环、增加腹压后疝块不能突出，提示是斜疝，而其他的选择不是最有意义的，其主要测试学生两个考点：一个是腹环的位置，二是直疝三角的围成。

如果腹腔内容物突入到阴囊，应是不透光的，如果内容物透光则可能是积液，如在阴囊内透光的包块，卧位时不消失，则为睾丸鞘膜积液。在胎儿的早期，睾丸是在腹后壁，以后随着胎龄的增加，逐渐下降到阴囊，同时腹膜形成的鞘突也随着睾丸而下降，早期其腔与腹膜腔是相通的，随着睾丸下降过程的完成，之间闭锁形成两个独立的腹膜腔与鞘膜腔。由于某种原因，影响了它们的闭锁，之间可能相通或不完全性的相通，这些异常的部分就有可能产生各种类型的积液，如交通性鞘膜积液、精索鞘膜积液、睾丸精索鞘膜积液和睾丸鞘膜积液。

三、迷走神经与胃溃疡的关系

迷走神经中含有副交感纤维，其副交感兴奋时，使胃肠平滑肌的运动增强，腺体分泌增加，胃酸分泌增多，促进食物的消化。迷走神经前、后干穿膈肌的食管裂孔后，分出胃前支、肝支、胃后支和腹腔支。肝支参与形成肝丛，与肝的分泌和胆囊、胆道的运动有关；腹腔支参与构成腹腔丛，管理结肠左曲以上的腹腔器官的腺体分泌和平滑肌运动；胃前、后支分别沿着胃小弯的前、后面由左向右行走，沿途发出小支至胃的前、后壁，终支以鸦爪形分支分布于幽门部的前后壁。从中可见，缺乏副交感纤维，胆囊的舒张功能减退，胃、肠平滑肌活动异常导致胃痉挛或肠道淤张或顽固性腹泻。因胃前、后支发出的一些至胃前、后壁的小分支支配胃底部的壁细胞，壁细胞负责胃酸的分泌。术中需要切除的神经是胃前支除鸦爪支以外的小分支，鸦爪支负责幽门括约肌的运动，促进胃的排空，应给予保留。

参考文献

[1] 辛春. 临床实用影像解剖彩色图谱 [M]. 北京：北京大学，医学出版社，2010.

[2] 王振宇，徐文坚. 人体断层影像解剖学 [M]. 北京：人民卫生出版社，2016.

[3] 徐海波，张雪君. 人体影像解剖学 [M]. 北京：人民卫生出版社，2016.

[4] 胡春洪，吴献华，王冬青. 医学影像解剖学 [M]. 北京：人民卫生出版社，2015.

[5] 肖道雄，彭吉东，蒋海清. 医学影像解剖图谱 [M]. 北京：人民军医出版社，2011.

[6] 赵云，任伯绪. 医学影像解剖学 [M]. 北京：科学出版社，2019.

[7] 安奇，范国光. 腹盆部影像解剖图谱 [M]. 北京：化学工业出版社，2012.

[8] 刘秀平，赵江民. 医学影像解剖学 [M]. 北京：人民卫生出版社，2015.

[9] 阮先会，张照喜，辛春. 医学影像解剖学 [M]. 武汉：湖北科学技术出版社，2009.

[10] 李克. 神经系统影像解剖图谱 [M]. 上海：上海科学技术出版社，2010

[11] 华佳. 腹部影像解剖图谱 [M]. 上海：上海科学技术出版社，2010.

[12] 崔磊，胡春洪，龚沈初. 影像解剖学图解 [M]. 北京：人民军医出版社，2014.

[13] 李惠民等. 胸部影像解剖图谱 [M]. 上海：上海科学技术出版社，2019.

［14］林玲．影像解剖学［M］．福建：福建科技出版社，2003．

［15］马小静，何亚峰，陈鑫．心血管影像解剖图谱［M］．北京：人民卫生出版社，2018

［16］徐雷鸣．二腹肌后腹影像解剖研究及其意义［D］．浙江大学，2005

［17］马荣昌．眶尖部的应用解剖与断层影像解剖学研究［D］．青岛大学，2002

［18］刘中财．肛区组织结构CT应用解剖学研究［D］．成都医学院，2017

［19］王真．肾动脉造影的解剖学分析及其与临床的关系［D］．上海交通大学，2014

［20］李德力．侧颅底的断层影像及可视化研究［D］．新乡医学院，2014

［21］陈国永．喉与甲状腺的断层影像解剖学研究［D］．泰山医学院，2014

［22］胥建．高血压性脑出血及脑室出血的系列临床研究［D］．山东大学，2012

［23］孙连云．拇指腕掌关节的断层影像解剖［D］．泰山医学院，2012

［24］郑志刚．肝内胆管的断层影像解剖学研究［D］．泰山医学院，2012

［25］张建鹤．三叉神经血管复合体影像解剖及其临床应用研究［D］．福建医科大学，2011

［26］谢超．颅底下面自然通道影像解剖与鼻咽癌侵犯的MRI研究［D］．暨南大学，2011

［27］齐鑫．网膜囊MSCT影像解剖与系统解剖学的对照性研究［D］．吉林大学，2011

［28］郭百海．颅内动脉瘤的影像解剖学特征与治疗及预后的关系［D］．兰州大学，2010

［29］廖旭昱．下颈椎椎动脉孔及其毗邻的解剖学和影像学观测［D］．安徽医科大学，2010

［30］陈成芳．内镜经鼻入路鞍区肿瘤切除的临床研究和鞍区影像解剖应用研究［D］．山东大学，2009

［31］陈光祥. 64 层螺旋 CT 肺静脉影像解剖研究及其临床价值［D］. 泸州医学院，2009

［32］刘菊仙. 儿童髋关节滑膜唇皱襞嵌顿症的超声影像解剖研究［D］. 四川大学，2007

［33］雷朝霞. 鼻内镜下鼻腔泪囊造孔术的影像解剖和应用解剖学研究［D］. 山西医科大学，2006